Das große Buch vom kleinen Mann

Kenneth Purvis

Das große Buch vom kleinen Mann

Alles über die männliche
Anatomie und die Zusammenhänge
zwischen Penis, Kopf und Herz

Ein informativer Ratgeber

Scherz

1. Auflage 1993
Einzig berechtigte Übersetzung nach der amerikanischen
Ausgabe von Michael Martin.
Titel der Originalausgabe: «En Guide til Mannens Underliv».
Copyright © Gyldendal Norsk Forlag 1991.
Alle deutschsprachigen Rechte beim Scherz Verlag Bern,
München, Wien. Alle Rechte der Verbreitung, auch durch
Funk, Fernsehen, fotomechanische Wiedergabe, Tonträger jeder
Art und auszugsweisen Nachdruck, sind vorbehalten.
Schutzumschlag von Heinz Looser.

Inhalt

Vierter Teil
Die sexuelle Reproduktion des Mannes

Vorwort

Arme Männchen, arme stolze Pfauen!
Sie spreizen ihr Rad zu Eroberungen,
kaum daß sie laufen können.

Jean Anouilh, CeCile, 1949

Wer verstehen will, was im Kopf eines Mannes vorgeht, fängt am besten unten an und bewegt sich von dort nach oben. Mangelndes Wissen über den Körper des Mannes hat allerhand unfaire Redensarten hervorgebracht, die vom schönen Geschlecht hinterrücks verbreitet werden. Die Liebe geht bei Männern eben nicht durch den Magen – keine anatomische Untersuchung hat das je erhärten können. Daß beim Mann angeblich zwei Drittel des Hirns unterhalb des Gürtels sitzen, läßt sich auch computertomographisch nicht nachweisen. Selbst die Legende, das übrige Drittel stamme direkt vom Affen ab, scheint sich nach neuesten Forschungen nur teilweise zu bestätigen.

Doch dürfen die Männer davon ausgehen, daß sie selbst die Hauptschuld an solchen Wissenslücken tragen. Jahrtausendelang haben sie ihre Schamteile peinlichst im verborgenen gehalten. Als Soranus vor zweitausend Jahren das erste Lehrbuch für Gynäkologie verfaßte, seine Heilkunde für Frauenkrankheiten, stand kein Mann auf und fragte: «Und wie ist es mit den Männerleiden?» Vielleicht kannten die alten Römer solche Leiden nicht, doch wollten sie womöglich nur ihren Nimbus als Krone der Schöpfung nicht zerstören.

Noch immer läßt sich ein Mann nur mit äußerstem Widerstreben dazu bewegen, zum Arzt zu gehen, wenn mit seinen Geschlechtsteilen etwas nicht in Ordnung ist. Mancher bemüht sich erst dann in die Sprechstunde, wenn seiner Partnerin der Geduldsfaden reißt und sie mit völliger Verweigerung droht. Der Schleier von Geheimhaltung, der seit Jahrhunderten über Anatomie und Funktion der männlichen Geschlechtsorgane gebreitet wird, läßt auf eine anhaltende Verschwörung des Schweigens schließen. Man beachte auch, wie trickreich die Männer die Last der Empfängnisverhütung auf die Frauen abgewälzt haben. Angeblich könnte es schon seit zwanzig Jahren die Pille für den Mann geben, hätte Mann nur mehr Frauen in der Forschung zur Empfängnisverhütung arbeiten lassen. Im übrigen haben wir heutzutage weitaus mehr Kenntnisse darüber, warum manche Frauen nicht schwanger werden können, als über Ursachen der Unfruchtbarkeit bei Männern. Erst in den letzten Jahren haben die Männer vor sich und der Welt eingestehen müssen, daß ihre inneren Sexualorgane anfällig für allerhand Krankheiten sind. Die Frauen sprechen seit Jahrhunderten offener über solche Leiden.

Die ersten Risse bekam dieser Panzer des Schweigens in den fünfziger Jahren mit dem Aufkommen des Feminismus. Frauen forderten nun das Recht auf ihren Orgasmus ein und richteten ihr Augenmerk auf die sexuelle Leistungsfähigkeit des Mannes. In den Leserinnenbriefen der Frauenmagazine lasen sie, welche sexuellen Erfahrungen andere Frauen gemacht hatten, und konnten so erstmals Vergleiche ziehen. Der Nimbus, den die Männer tausend Jahre lang so raffiniert gepflegt hatten, wurde plötzlich angezweifelt. Schimpfwörter wie «Macho» und «Chauvischwein» kamen auf, als sich die Frauen zum erstenmal trauten, über das Tier im Manne zu spotten. Diese Risse haben sich mittlerweile zur Kluft geweitet, und die Männer, einst das starke Geschlecht, entpuppen sich nicht nur vor einem wachsenden Publikum staunender Frauen, sondern auch vor sich selbst als ebenso schwach. Mythen und Stereotypen verblassen, und die Zeit ist reif dafür, daß Frauen und Männer entdecken, was Männlichkeit wirklich ist und was im Körper von Männern vorgeht.

Seit Jahrzehnten begeben sich Frauen zu Gynäkologen und

halten tapfer ihre letzte Würde fest, wenn ihre Geschlechtsorgane von Ärzten begutachtet werden. Nur wenige Männer erfahren die Entwürdigung, die Beine spreizen und ihre Schamteile jemand vom anderen Geschlecht zur ausgiebigen Musterung darbieten zu müssen. Vor kurzem empörte sich in einem amerikanischen Magazin ein älterer Herr darüber, ihm sei die Ungeheuerlichkeit angetan worden, bei einer urologischen Untersuchung in peinlicher Position angehenden Medizinern vorgeführt zu werden. Das Schrecklichste seien dabei die Medizinstudentinnen gewesen, die seine Enkelinnen hätten sein können. Überall im Land dürften sich Leserinnen schwerlich ein schadenfrohes Lachen verkniffen haben. Einer, der mit heruntergelassener Hose und Unterhose dasteht und auf den Doktor wartet, ist alles andere als der gespreizte Pfau, der uns im Zoo der Menschheit sonst begegnet.

Will eine Frau einen Mann wirklich kennen, genügt es nicht, wenn sie mit ihm zusammenlebt. Um dieses unbekannte Wesen, seinen Frust, seine Eigenheiten, seine kleinen Sünden wirklich zu verstehen, müßte sie sich an einer Hochschule einschreiben und ein Diplom in Männerwissenschaft machen – mit Theorie und Praxis. Womöglich müßte sie sogar die eine oder andere Männerleiche sezieren, um festzustellen, wie so ein Macho inwendig beschaffen ist. Von einer solchen Ausbildung hätten sicher auch die Männer einen Nutzen. Ein Mann könnte eine Verbündete gewinnen, langentbehrtes Mitgefühl bei einer immer mißtrauischer gewordenen Partnerin finden und vielleicht sogar den unerträglichen Druck loswerden, immer die männliche Rolle spielen zu müssen. Dieses Buch soll eine Einführung in die Andrologie, die Wissenschaft vom Mann, sein, und zwar für Frauen und Männer – ein Überblick, um die männlichen Geschlechtsorgane zu entmystifizieren. Hoffentlich leistet es obendrein einen Beitrag zum Frieden und Verstehen zwischen den Geschlechtern.

ERSTER TEIL

Des Mannes edelste Teile

1. Die Hoden
als Wahrheitsbeweis

Die meisten Männer wissen, wo sie ohne ihre Hoden wären – bei den Bartlosen und Sopranisten. Ohne die kleinen Hormonfabriken zwischen den Beinen käme mancher Rambo womöglich in Stöckelschuhen daher und trüge einen Büstenhalter. Meist steht das Organ dazwischen zwar im Rampenlicht und spielt die Zwillinge so ziemlich an die Wand, doch sie organisieren hinter den Kulissen die Abendvorstellungen und halten den Mann in Gang. Sie enthalten nämlich das Geheimnis der Männlichkeit; sie erzeugen das Testosteron, das männliche Hormon. Wie groß die Hoden sind, besagt allerdings wenig darüber, wieviel männliches Geschlechtshormon sie ins Blut ausschütten. Den meisten Raum in ihrem Innern nehmen meterlange feine Röhrchen ein, die wie Wollfäden aufgeknäuelt sind und Spermien produzieren. Wie Fließbänder in einer Autofabrik verwandeln diese Röhrchen mit der Zeit abermillionen Zellen von gewöhnlichem Aussehen in kleine Flitzer und machen sie mit vorgewärmtem Motor startbereit. Die eigentlichen Fabriken für das männliche Hormon indessen liegen diskret in kleinen Inseln zwischen den Röhrchen und beanspruchen nur Bruchteile des Hodenvolumens.

Normalerweise haben Hoden die Größe von Taubeneiern – sie sind etwa viereinhalb bis fünf Zentimeter lang und einen Zentimeter dick – und meist hängt der linke Hoden tiefer und ist ein wenig kleiner als der rechte. Manche Fachleute meinen, die Natur habe sie so angeordnet, um zu verhüten, daß sie schmerzhaft gequetscht werden, wenn Männer die Schenkel schließen oder die Beine übereinanderschlagen. Unterschiede der Hodengröße zwischen verschiedenen Spezies scheinen von der geforderten Spermaproduktion abhängig zu sein und gehen größtenteils auf Verschiedenheiten in der Anzahl und Länge der spermaerzeugenden Röhrchen oder Tubuli zurück. Vergleichen wir die Hodengröße verschiedener Menschenaffen mit unserer, verblüffen die Unterschiede der Ausstattung. Manche Arten haben im Verhältnis zu ihrem Körper fünfzehnmal größere Hoden als andere. Mit 0,269 Prozent seines Körpergewichts hat der Schimpanse die relativ größten Hoden, der Menschenmann belegt mit 0,079 Prozent weit abgeschlagen einen zweiten Platz, und der mächtige Gorilla bringt gar nur bescheidene 0,018 Prozent auf die Waage. Dagegen sind die Eierstöcke bei allen Menschenaffen bemerkenswert gleich groß. Diese Unterschiede bei den Hoden scheinen sich danach zu richten, wie intensiv die Tiere ihren Sexualtrieb in freier Wildbahn ausleben, und weniger danach, wieviel männliches Geschlechtshormon in ihrem Körper kreist.

Beim Menschen und bei anderen Spezies kann die Größe erblich sein; wenn der Vater gut ausgestattet ist, ist es mit hoher Wahrscheinlichkeit auch der Sohn. In China beträgt das Durchschnittsgewicht des rechten Hodens zehn Gramm; bei einem Europäer liegt der Durchschnitt eher bei zweiundzwanzig Gramm. Obwohl dies vielleicht teilweise mit der unterschiedlichen Körpergröße zusammenhängt, ist es wahrscheinlich auch ein Ausdruck genetischer Unterschiede zwischen den Rassen. Wenn sich bei Stieren durch sorgfältige Zuchtwahl Rassen mit großen Hoden heranzüchten lassen, warum nicht auch beim Homo sapiens?

Wo wir schon beim Thema Hodengröße sind: Ärzte, die Männer auf Zeugungsfähigkeit untersuchen, können häufig schon nach einem Blick auf die Hoden sagen, wieviel Millionen Spermien ein Mann erzeugt. Jede Schädigung der empfindlichen Tubuli durch Infektion, Unfall oder Bestrahlung wirkt sich massiv auf die Hodengröße aus. Als Nebenwirkung lassen auch Anabolika, also synthetisches männliches Hormon, von dessen Mißbrauch in den Medien so viel die Rede ist, bei Sportlern die Hoden schrumpfen. Ursache ist, daß das

Dopingmittel das Gehirn übertölpelt, die Produktion der Hormone einzustellen, die die Spermienproduktion steuern. Daraufhin werden Spermienfabriken stillgelegt, und die Hoden schrumpfen entsprechend.

Am Schmerz sollt ihr sie erkennen

Kleine Jungen spüren ihre Hoden zum erstenmal, wenn ihnen ein Raufbold zwischen die Beine tritt. Dies scheint die Methode der Natur, ihnen klarzumachen, daß da zwischen den Beinen etwas höchst Wichtiges baumelt, dem sie in kommenden Jahren besondere Fürsorge angedeihen lassen müssen. Die meisten Männer empören sich denn auch, wenn sie hören, was dem schwachen Geschlecht in Selbstverteidigungskursen beigebracht wird: «In die Eier mußt du sie treten, Schätzchen, das setzt sie außer Gefecht!» Und wer beobachtet, wie sich die «Mauer» beim Freistoß formiert, sieht sofort, welche Körperregion Fußballspieler mit beiden Händen schützen – es sind nicht die Augen!

Organe der Wahrheit

Unsere Ahnen scheinen ihre Hoden hoch geschätzt zu haben, nicht nur als das wahre Symbol der Männlichkeit, sondern auch, weil sie den Samen für künftige Generationen enthielten – eine Garantie für den Fortbestand des Geschlechts. In biblischen Landen war der Eidschwur eine ernste Sache, und zum Beweis, daß man es ehrlich meinte, faßte man mit der Hand an die Hoden des Mannes, dem das Gelöbnis galt. Es heißt, der Eidesleistende habe damit die stillschweigende Drohung akzeptiert, die ungeborenen Generationen, die noch in den Lenden des Gegenübers schlummerten, würden Rache nehmen, wenn er seinen Eid breche oder meineidig sei. Worte wie «Testieren», «Testat» und «Testament» gehen auf diese Verbindung zwischen Hoden *(testes)* und Wahrheit zurück. Wer heute vor Gericht schwört, hebt allerdings nur noch die Rechte. Die Bibel ist voller Berichte über Leute, die bei ihren «Steinen» schworen, in späteren Ausgaben durch unverfänglichere Begriffe wie «Lenden» oder «Hüften» ersetzt. Auf althebräisch waren es eines Mannes Hüften, denen seine Nachkommen entsprangen.

> Abraham war alt und hochbetagt, der Herr hatte ihn mit allem gesegnet. Eines Tages sagte er zum Großknecht seines Hauses, der seinen ganzen Besitz verwaltete: Leg deine Hand unter meine Hüfte! Ich will dir einen Eid beim Herrn, dem Gott des Himmels und der Erde, abnehmen, daß du meinem Sohn keine Frau von den Töchtern der Kanaaniter nimmst, unter denen ich wohne. (Genesis 24,1–3)

Damals waren Männer, die das Pech hatten, ohne Hoden zu sein, die Parias der Gesellschaft. Bei den Römern konnten sie vor Gericht nicht aussagen. In die Synagoge oder Kirche durften sie nach dem Gesetz Moses' auch nicht:

> In die Versammlung des Herrn darf keiner aufgenommen werden, dessen Hoden zerquetscht sind oder dessen Glied verstümmelt ist. (Deuteronomium 23,2)

Noch im heutigen Israel dürfen Männer, die ihre Hoden verloren haben, keine jüdisch geborene Frau heiraten, sondern müssen mit Frauen Vorlieb nehmen, die zum Judentum übergetreten oder unehelich geboren sind.

Vor einer Heirat oder einer Priesterweihe mußte in der römisch-katholischen Kirche das Vorhandensein von Hoden nachgewiesen werden. Gläubigen Katholiken sitzt noch der Schreck in den Knochen, weil einmal versehentlich eine Frau zum Papst gewählt wurde, die Päpstin Johanna. Damit das mit Sicherheit nie wieder passiert, müssen sich die Kardinäle des Wahlkollegiums nach dem Kirchengesetz vergewissern, daß unter dem wallenden Kardinalspurpur alles seine Ordnung hat. Dies geschieht auf einem besonderen Marmorthron mit einem entsprechenden Loch, durch das einer der Kardinäle den Kandidaten genauestens betastet und gegebenenfalls den anderen Kardinälen verkündet: *Testiculos habet et bene pendentes*, frei übersetzt: «Alles in Ordnung, es ist alles da.» Die Mitglieder des heiligen Kollegiums singen sodann einen Choral, ähnlich wie «Hoch soll er leben!» zum Lobe der Manneskraft des neuen Papstes.

Bei solchen Nachteilen und noch schmerzlicheren überrascht es nicht, daß Männer ihre Hoden vor jeder Gefahr zu schützen suchten und dafür in vielen Ländern besondere Gesetze erließen. Offenbar waren Frauen in früheren Zeiten berüchtigt ob ihrer Neigung, bei Auseinandersetzungen handgreiflich zu werden und den Mann an den Hoden zu packen. Im Alten Testament heißt es dazu:

Wenn zwei Männer, ein Mann und sein Bruder, miteinander raufen und die Frau des einen hinzukommt, um ihren Mann aus der Gewalt des anderen, der auf ihn einschlägt, zu befreien, und wenn sie die Hand ausstreckt und dessen Schamteile ergreift, dann sollst du ihr die Hand abhacken. (Deuteronomium 25,11–12)

Andererseits gab es nach assyrischem Gesetz auch Situationen, wo selbst die Hoden nicht unantastbar waren: wenn ein Ehemann seine Frau mit einem anderen Mann im Bett ertappte, hatte er das Recht, beide zu töten oder seiner Frau die Nase abzuschneiden und den Mann zu kastrieren.

Die Hüter des Bettes

Unser Wort Eunuch für Männer ohne Hoden entstammt dem Griechischen und bedeutet «Hüter des Bettes». Es erinnert an Zeiten, als Sultane, Könige und Fürsten einen Harem und scharenweise Frauen hatten und Bewacher dafür brauchten. Der Eunuch steht vor unser aller geistigem Auge − ein schwerfälliger Fettwanst, der den Haremsdamen mit einem Palmwedel Luft zufächelte, umgeben von erotischen Versuchungen, denen er nimmermehr erliegen konnte. Wie Eunuchen äußerlich aussahen, hing indessen davon ab, zu welchem Zeitpunkt sie kastriert worden waren. Hatten sie den Beweis ihrer Männlichkeit lange vor der Pubertät verloren, wurden sie lang und schmal wie Hopfenstangen. Bei ihnen konnte nämlich kein männliches Hormon das Wachstum der langen Knochen in Armen und Beinen bremsen − was normalerweise gegen Ende der Pubertät geschieht. Ein Abtrennen der Hoden nach der Pubertät hingegen ließ sie aussehen wie kastrierte Kater − fett und behäbig.

Die Perser waren angeblich die ersten, die Männer für diesen besonderen Einsatz kastrierten, und erst später soll die Methode den Weg nach Osten, nach China gefunden haben. Dort wurde das Entmannen zum ordentlichen Gewerbe. Im alten China sollten Eunuchen ursprünglich nur den Harem des Kaisers verwalten, doch stiegen sie häufig in Vertrauensstellungen auf, wurden zu Feldherrn, hohen Regierungsbeamten und Ratgebern des Kaisers ernannt. Da sie die entscheidenden männlichen Merkmale und ihre Manneskraft eingebüßt hatten, waren sie oft arrogant, grausam und mißtrauisch von Charakter − hervorragende Eigenschaften für Militärbefehlshaber. Sie waren gesellschaftliche Außenseiter und strebten häufig verbissen nach Macht und Reichtum als Ausgleich für ihre verlorene Männlichkeit, und ihre Verbitterung und ihr Haß auf die Mitmenschen machte sie oftmals zu hervorragenden Folterern und Henkern.

Kastriert wurde normalerweise vor der Pubertät. Kriegsgefangene büßten meist nicht den Kopf, sondern die Hoden ein. Das sollte sie kirremachen und demütigen. Die Hoden wurden entweder mit glühenden Eisen verschmort oder abgebunden, worauf sie nach kurzer Zeit verdorrten und abfielen. Die Römer erfanden eigens eine Kastrationsklammer mit einem

Loch, durch das der Penis gesteckt wurde. Die Hoden wurden mit der Klammer zerquetscht, und ein scharfes Messer erledigte den Rest. Eunuchen für den königlichen Harem wurden mit raschem Schnitt eines sichelförmigen Messers meist nicht nur der Hoden, sondern auch noch des Penis beraubt, wohl weil sich herumgesprochen hatte, daß eine Kastration das sexuelle Verlangen nicht immer zerstörte und auch Eunuchen noch eine Erektion bekommen konnten, vor allem dann, wenn die Hoden spät entfernt worden waren.

Später wurde Eunuchen in China erlaubt, zu heiraten. Nicht nur die Eunuchen selbst, sondern auch ihre Ehefrauen schrieben mancherlei über ihre äußerste sexuelle Verzweiflung beim Anblick nackter Konkubinen. Frauen schrieben von der Qual und Wut ihrer Männer, die beim ehelichen Verkehr nicht zum Orgasmus gelangten. Im verzweifelten Versuch, wieder zu einer Geschlechtlichkeit zu kommen, griffen Eunuchen zu Zauberei, seltsamen Gebräuen und Aphrodisiaka, damit ihnen die Genitalien nachwüchsen. Manche Kaiser trauten diesen Mittelchen offenbar allerhand zu, denn es gibt etliche Berichte, daß sie ihre Eunuchen zur Nachoperation befahlen, wenn sie den Verdacht hatten, es sei etwas nachgewachsen.

Das höchste Opfer

Von dem Begriff Kastration zur Bezeichnung des Hodenabschneidens heißt es gewöhnlich, er stamme vom lateinischen Wort für Biber, *castor*. Von diesem klugen Tier ging die Sage, es knabbere sich bei Verfolgung die Hoden ab und lasse sie liegen, damit das Raubtier beschäftigt sei und es selber entkommen könne.

Obwohl dieser Eingriff bei den meisten Eunuchen von Dritten vorgenommen wurde, gab es mancherlei religiöse Fanatiker, die sich das mit Freuden selber antaten. Würde man heute jemanden auffordern, etwas Kostbares zu opfern, um seine Hingabe an Gott zu beweisen, würde er sich vielleicht seines Fernsehers oder Videorecorders entäußern. In der guten alten Zeit aber kamen den Leuten als erstes ihre Hoden in den Sinn. In der Geschichte wimmelt es nämlich von religiösen Fanatikern wie den Anhängern der Göttin Kybele, welche des Glaubens waren, ein Verzicht auf sexuelle Betätigung gehe als Beweis der Hingabe und Demut nicht weit genug. Zur Bekräftigung schnitten sie sich die intimsten Teile ab.

Dieser unwiderstehliche Drang, seinem Schöpfer einen Hoden oder beide zu opfern, hielt sich ziemlich lange. Immerhin gingen viele Kulturen dem Problem aus dem Wege, indem sie einen Kompromiß mit ihrem jeweiligen Gott schlossen. Die Beschneidung ist nach Ansicht der Juden «das unverbrüchliche Zeichen des Bundes des Menschen mit Gott». Allerdings gibt es diese Form der symbolischen Kastration seit der Eisenzeit, und sogar ägyptische Mumien wurden ohne Vorhaut aufgefunden. Die letzte fanatische Sekte, die ihre Geschlechtsteile in großer Zahl opferte, waren die Anhänger Skoptsis, die ihrem kuriosen Glauben in Rußland von Mitte des achtzehnten bis zum Beginn des zwanzigsten Jahrhunderts huldigten. Ein gewisser Andreas Iwenow wachte eines Tages auf, kam zu dem Schluß, daß die Gesellschaft zuviel Hurerei treibe, und kastrierte sich kurzentschlossen mit eigener Hand. Als selbstloser Mensch wollte er seine neue Errungenschaft nicht für sich behalten und beredete mehrere tausend Menschen, es ihm nachzutun. Kurz vor der Oktoberrevolution konnte sich die Sekte hunderttausend Mitglieder beiderlei Geschlechts rühmen. Sobald zwei Kinder da waren, wurde die Ehe offiziell für beendet erklärt, die Männer opferten ihre Hoden, die Frauen ihre Klitoris. Gesellschaftlich waren die Sektenanhänger hochgeachtet und gelangten häufig in führende Stellungen, weil sie absolut integer und allen «Sünden des Fleisches» abhold waren.

Ab 1950 etwa empfahlen wissenschaftliche Artikel die Kastration als Therapie für Sexualtäter. Das männliche Hormon war gerade ein Jahrzehnt zuvor isoliert worden, und die Menschen machten sich eben damit vertraut, wie grundlegend es das Sexualleben beeinflussen konnte. In einer psychiatrischen Klinik lieferten «Versuche» an Insassen schlüssige Beweise, daß abartige Sexualstraftäter und Vergewaltiger nach einer Kastration ihr Verhalten änderten. Wurde ihnen männliches Hormon injiziert, wurden sie erneut gewalttätig. Die Schlußfolgerung war unmißverständlich, und im kalifornischen San Diego gaben zwischen 1955 und 1975 dreihundertsiebenundneunzig Sexualstraftäter lieber ihre Hoden preis, als lange Gefängnisstrafen anzutreten. Zwischen 1929 und 1959 entschieden sich in Dänemark, das seiner Zeit voraus gewesen sein muß, dreihundert Strafgefangene für denselben Verzicht. In Großbritannien und Deutschland gab man der chemischen Kastration den Vorzug und verwendete Präparate, die die Wirkung des männlichen Hormons aufhoben. Problematisch war dabei, ob die Straftäter ihr Versprechen einhielten und das Mittel auch regelmäßig einnahmen.

Sopranstimmen

Obwohl die christliche Kirche als erste die Kastration verdammte, war sie auch schuld an deren Wiederaufleben im sechzehnten Jahrhundert – und dies aus einem merkwürdigen Grund. Gottes Lob zu singen war ein hehres Unterfangen, aber das Hosianna sollte engelrein klingen und obendrein, zumindest damals, nicht vom schwachen und periodisch unreinen Geschlecht gesungen werden. Vorpubertäre Knaben boten sich an, und mit einem kleinen Schnitt an der bewußten Stelle konnte man die Dehnung der Stimmbänder fördern und das Knabenfalsett ins Erwachsenenleben hinüberretten. Italienische Eltern lieferten freudig ihre Söhne dem Kastrator ans Messer, um die herrlichen Sopranstimmen fürs Frohlokken zu erhalten und ihren Kindern zugleich einen Platz im ewigen Himmelschor zu sichern. Die Sänger wurden als *castrati* bekannt, und in Frankreich wurden solche Eunuchen regelrecht am Fließband produziert, um die Nachfrage aus ganz Europa zu befriedigen. Die berühmtesten Kastraten wurden wie heutige Popstars gefeiert, und große Komponisten schrieben sogar eigens Stücke für sie. Erst 1770 ächtete ein Papst das Verfahren und machte diesem Unsinn ein für allemal ein Ende.

Unsere Hoden sind unsere Berechtigung zum Eintritt in die Männerwelt und der sichtbare Beweis unserer Männlichkeit. Ältere Herren, die ihre Hoden infolge einer Behandlung gegen Prostatakrebs eingebüßt haben, lassen sich gern ihr leeres Skrotum mit Hodenprothesen füllen. Und warum nicht? Ihre Funktion hatten sie vielleicht schon vor zehn Jahren so gut wie eingestellt, aber ihre symbolische Bedeutung reicht viel tiefer und ist geblieben. Waren es nicht die Hoden, die − als Organe der Würde und Wahrheit − ihnen ihre Identität gaben, ihr Verhalten steuerten, ihrem Leben Sinn gaben?

2. Auf den Phallus kommt es an

Die meisten Männer sind im Besitze eines Penis, und genau wie alle anderen männlichen Körperteile gibt es diesen in allen möglichen Formen und Größen. Die «Penispsychologie» kann uns faszinierende Einblicke in den Mann und die Ursprünge seiner Verhaltensweisen vermitteln.

Je größer, desto besser?

Als George Washington gefragt wurde, wie lang Beine eigentlich sein müßten, meinte er: «Bis zum Boden sollten sie schon reichen.» Vielleicht hätte er ähnlich geantwortet, hätte die Frage gelautet: «Wie lang sollte ein Penis sein?» Bis zum Boden bräuchte er sicher nicht zu reichen, müßte aber lang genug sein, seine Funktion zu erfüllen. Ein Weiser meinte einmal, die meisten Penisse hätten in den Augen ihrer Besitzer eines gemeinsam: ihre falsche Größe oder Form.

Warum laufen so viele Männer in dem Glauben herum, ihr Penis sei zu kurz oder insgesamt zu klein? Die Antwort: Männer sind von der Wiege bis zur Bahre einer raffinierten Gehirnwäsche ausgesetzt, die ihnen weismacht, ihrer sei kleiner als alle andern. Es beginnt recht harmlos, wenn Peterchen, nachdem er sich ein paar Jahre lang insgeheim über das winzige Pimmelchen seines Schwesterchens mokiert hat, eines Tages das Riesending seines Vaters sieht. Ein kurzer Blick auf den eigenen haarlosen Pillermann, und schon hat er das Gefühl, furchtbar zu kurz gekommen zu sein.

Dann kommt die Pubertät mit dem unvermeidlichen Interesse an Herrenmagazinen und Softpornobildern. Und gerade da, wenn er meint, in puncto Genitalien endlich seinen Vater eingeholt zu haben, genügt ein Blick auf die männlichen Aktmodelle, um ihn erneut zu entmutigen.

Die Saat des Zweifels schlummert also, wird in der Pubertät begossen und keimt – sie harrt der großen Begegnung mit der ersten Sexualpartnerin, wo sich seine Ausstattung dem Urteil stellen muß. Sehnsüchtig harrt er der magischen Worte «O Gott, ist der riesig!» oder des vernichtenden Schweigens und anschließenden nervösen Kicherns.

Für viele Männer war es eine große Erleichterung, als in Büchern und Artikeln bestätigt wurde, was sie insgeheim gehofft hatten: daß nämlich Magazine wie «Playgirl» Aktmodelle vorstellten, die offenbar nach einer Penisgröße ausgesucht waren, die in nicht erigiertem Zustand fünfzig bis hundert Prozent über dem nationalen Durchschnitt lag. Weil amerikanische Zeitschriften hauptsächlich beschnittene Aktmodelle zeigen, kann man obendrein bisweilen nur schwer sagen, ob der Penis halb erigiert ist oder nicht.

Auch Homosexuelle scheinen sich um die Größe zu sorgen. Eine Untersuchung aus dem Jahr 1979 an eintausend Schwulen in den Vereinigten Staaten ergab, daß zwar nur siebenunddreißig Prozent die Penisgröße eines Partners für «sehr wichtig» hielten, aber fast alle gestanden, sie hielten den eigenen für zu klein.

Ein Affe mit einem großen Penis?

Als Desmond Morris schrieb, Männer seien Affen mit übergroßem Penis, nickte mehr als die Hälfte der weiblichen Bevölkerung zustimmend. Desmond Morris meint, wir hätten im Vergleich zu den anderen Affen deswegen einen so großen Penis, weil wir ihn nicht nur brauchten, um Sperma in der Scheide zu deponieren, sondern auch um Lust zu bereiten, eine wichtige Sache, Gefühlsbindungen zwischen Menschen zu festigen. Er glaubt, es sei der von uns im Laufe der Evolution erworbene größere Penisdurchmesser (mit seiner größeren Reibung an den Scheidenwänden), der uns beim schönen Geschlecht so beliebt gemacht habe. Immerhin weisen etliche Untersuchungen darauf hin, daß Menschenaffen- und Pavianweibchen, wenn sie die Wahl haben, häufig das Männchen mit dem größten Penis und der größten Ausdauer aussuchen.

Die nackten Tatsachen

Seit den ersten Jahren des zwanzigsten Jahrhunderts haben Männer in weißen Kitteln mit dem Metermaß in der Tasche alle Ecken der Welt bereist, um Antwort auf einige brennende Fragen zu suchen wie: «Warum gibt es Kondome in drei verschiedenen Größen?» – «Stimmt es, was von den Männern Jamaikas behauptet wird?» und selbstverständlich auch: «Wie sieht es bei den Pygmäen aus?» Beginnen wir mit dem durchschnittlichen Weißen. Der «Atlas of Human Sex Anatomy», ein Standardwerk der medizinischen Fakultätsbibliotheken, gibt die normale Variationsbreite der Länge des schlaffen Penis zwischen 7,5 und 10 Zentimetern (bei einem Umfang von 6,3 bis 10 Zentimetern) und die Durchschnittslänge mit 8,3 Zentimetern an. Über diese Daten ist sich die Fachwelt allgemein einig.

Normalerweise wird er durch die Erektion um etwa fünfzig bis sechzig Prozent länger, so daß Herr Müller ein erigiertes Organ von etwa 15 Zentimetern hat, mit einer statistischen Bandbreite von 11,5 bis 17,5 Zentimetern und einem Umfang zwischen 7,8 und 11,5 Zentimetern. Kinsey hat nachgewiesen, daß nur vierundzwanzig Prozent der Männer Penisse «durchschnittlicher» Größe besitzen. Nur fünf Prozent der Männer haben eine Erektion von weniger als 8,5 Zentimetern, und nur einer von hundert ist mit einer von mehr als 22,5 Zentimetern bewaffnet. Die Penislänge wird ermittelt, indem man an der Oberseite von der Wurzel bis zur Spitze mißt. Die Größe des erigierten Penis wird errechnet, indem man das schlaffe Organ erst dehnt, bis ein Widerstand spürbar wird, und dann erneut von der Wurzel bis zur Spitze mißt.

In jeder Kultur scheint es zumindest zwei Typen männlicher Organe zu geben. Das eine ist in nichterigiertem Zustand relativ klein, und zwar aufgrund der Überempfindlichkeit bestimmter Nerven (derselben, die den Penis unter der kalten Dusche zusammenschrumpfen lassen). Wenn dieses Organ steif wird, kann die ahnungslose Partnerin eine freudige Überraschung erleben, wenn aus einem Zahnstocher ein Flaggenmast wird. Der zweite Typ ist ein Augentäuscher. Stets halb mit Blut gefüllt, zieht er bewundernde Blicke von Männern unter der Dusche und Frauen im Schlafzimmer auf sich, doch wenn es an die Erektion geht, enttäuscht er womöglich (zumindest penisfixierte Frauen), denn er legt in der Gesamtlänge nur noch wenig zu. Masters und Johnson war es wichtig, hervorzuheben, daß es unter Männern relativ geringe Größenunterschiede des erigierten Organs gibt. Sie veranschaulichen dies mit der Schilderung zweier Männer, einer mit einem schlaffen Penis von 7,5 Zentimetern, der erigiert 16,3 Zentimeter maß, also um einhundertzwanzig Prozent zunahm. Der andere hatte anfangs einen von 10,7 Zentimetern und legte durch Erektion 5,5 Zentimeter zu, verlängerte sich also nur um etwa fünfzig Prozent.

Stimmt es, daß ...?

Dr. Jacobus war das Pseudonym eines französischen Militärarztes, der einen großen Teil seiner Zeit damit zubrachte, Hunderte von männlichen und weiblichen Geschlechtsorganen von Malaysia bis Afrika zu untersuchen und zu vermessen. 1935 veröffentlichte er seine Ergebnisse. Nach Jacobus' Angaben wurden die afrikanischen Schwarzen, besonders die Sudanesen, am besten bedient, als Gott Penisse an die Spezies Mensch ausgab. Er beschrieb sie als «Hengstmänner», und andere wie der berühmte Forschungsreisende Sir

Richard Burton pflichteten ihm bei. Die Durchschnittsgröße des schlaffen Organs betrug 12,5 bis 14,5 Zentimeter; erigiert maß es 18 bis 20 Zentimeter. Im Unterschied zu den Schwarzen scheinen die Hindus mit einem schlaffen Organ von wenigen Zentimetern, das sich zu einer durchschnittlichen Erektion von 10 bis 11,5 Zentimeter aufrichtet, «zu kurz gekommen». Den guten Doktor beeindruckte auch der große Unterschied der Penisgröße zwischen afrikanischen und asiatischen Arabern. Während reinblütige arabische Araber einen Penis europäischen Typs hatten, konnten sich ihre afrikanischen Vettern eines erigierten Organs von etwa 17,5 Zentimeter Länge rühmen. Obwohl die Ägypter gewöhnlich für Araber gehalten werden, haben sie einen Penis, der ihre afrikanische Herkunft verrät.

Aber was ist mit den anderen Menschenrassen? Im Gegensatz zum verbreiteten Aberglauben sind französische und italienische Männer offenbar nicht besser ausgestattet als andere. In der «Penisolympiade» kommen nach den Afrikanern auf Rang zwei die Europäer, gefolgt von den Japanern mit einem durchschnittlichen Exemplar von zwölfeinhalb Zentimetern Länge. Der Chinese hat im Durchschnitt einen etwa zweieinhalb Zentimeter längeren und geringfügig dickeren als der Japaner.

Die Ethnologen machten eine weitere Beobachtung: die Penisgröße hält sich ziemlich genau an die Maße der Geschlechtsorgane der Frauen gleicher Rasse, besonders an den Durchmesser der Scheide. Jacobus schrieb: «Es ist gesichert, daß Hindufrauen, deren Männer einen kleinen und dünnen Penis haben, einen normal gebauten Europäer lästig finden und Qualen leiden, wenn sie mit einem Neger oder Araber zu tun haben, deren riesiger Penis für sie wie ein Folterwerkzeug ist.» Offenbar hat die Natur Mittel und Wege, dafür zu sorgen, daß Angehörige gleicher Rasse «ineinanderpassen».

Die vielzitierte Größe

Die wissenschaftliche und populäre Literatur scheint darum zu wetteifern, wer den größten menschlichen Penis melden kann. Die Ermittlungen der Doktoren Kinsey, Jacobus und Reuben schwanken hier zwischen 23,5 und 35 Zentimetern. Doch es gibt Berühmtheiten, die nie Eingang in offizielle Statistiken gefunden haben. John Holmes, vermutlich einer der berühmtesten Stars der Pornofilmindustrie, der kürzlich an AIDS verstarb, hatte einen Penis, so lang wie der männliche Unterarm (35 Zentimeter) und etwa genauso dick. Sogar dieser Rekord ist inzwischen von anderen Pornostars wie Moby Dick oder Long Dong Silver eingestellt worden, die unglaubliche 45 Zentimeter vorweisen können. Unter zweihundert Millionen Männern finden sich immer welche, die «leicht vom Durchschnitt abweichen». Die Frage ist, warum sie so beliebt sind. Geschlechtsverkehr kommt mit Sicherheit für einige dieser «Schwergewichtler» nicht in Frage. Vielleicht offenbart sich in ihrer Popularität eine Spielart des Masochismus, weil sie unsere geheimen Größenzweifel verstärken.

Warum entblößen sich Exhibitionisten? Weil sie Riesenschwengel haben und kleine alte Damen damit erschrecken wollen? Mitnichten. Kinsey zufolge haben gefaßte Exhibitionisten Organe von durchschnittlicher Größe und entblößten sich offenbar aus anderen Motiven. Kinsey untersuchte auch Penisgrößen verurteilter Vergewaltiger, um festzustellen, ob an ihren Genitalien etwas Besonderes war. Auch hier war das Ergebnis negativ. Manche berüchtigten Vergewaltiger und Lustmörder hatten sogar eher wenig vorzuweisen. Der englische Vergewaltiger und Lustmörder Harry Maclean wurde unter anderem durch seinen kleinen Penis überführt, an den sich zahlreiche überlebende Opfer lebhaft erinnerten.

Wen interessiert das eigentlich?

Bevor Männer anfangen, sich wie die Lemminge wegen «zu kleiner» Penisse über Klippen zu stürzen, sollten sie vielleicht erst mal ihre Partnerinnen fragen, ob ihnen ein paar Zentimeter hier oder dort überhaupt etwas bedeuten. Als Shere Hite Frauen über Sex befragte, wurde die Penisgröße nie spontan als wichtig benannt; ein Hinweis, daß Frauen daran nicht zuerst denken. In einer ähnlichen Umfrage Zilbergelds von 1978 bezeichnete von 426 Frauen keine einzige die Penisgröße als wichtig. Und wir dürfen Masters und Johnson nicht vergessen, die uns einschärften: am empfindlichsten ist das erste Drittel der Vagina, und da kommt jeder hin, auch der Kleinste.

Andererseits vermeldete eine andere Untersuchung 1978, daß das ganze Gerede von der Bedeutungslosigkeit der Penisgröße ein von Männern erfundener Mythos sei! Befragt wurden siebenundfünfzig sexuell erfahrene Frauen, von denen siebenundachtzig Prozent das Lied «Je größer, desto toller!» anstimmten. Für sie war der größere Penis ästhetisch schöner und erregender, und sie genossen das Gefühl, ausgefüllt zu werden. Das paßt gewiß zu Desmond Morris' Meinung, daß es die Dicke ist, die uns von unseren behaarten Verwandten unterscheidet und unseren Penis zum Werkzeug der Lust gemacht hat. Aber andererseits hat die menschliche Scheide nach Angaben von Gelehrten die verblüffende Fähigkeit, sich durch Erweiterung oder Schrumpfung allen Penisgrößen anzupassen und so jeweils die gleiche Reibung zu erzeugen.

Haben also die Frauen dieses ganze Gerede über die Penisgröße erfunden? Ist es die phantasierte Größe, die sexuell derart stimuliert? In einer anderen Untersuchung, bei der man Männern und Frauen eine Bettszene zwischen Mann und Frau zu lesen gab, wurde als einziger Faktor die Penisgröße des Helden verändert, von 7,5 auf 12,5 und auf 20 Zentimeter. Hinterher wurden die Leserinnen und Leser um ihr Urteil gebeten, wie erregend der Text sei und warum. Aus den

Ergebnissen ging hervor, daß die Größe des phantasierten Penis keinerlei Auswirkungen auf das Erregungsniveau oder auf die Vorstellung hatte, ob der Mann ein guter oder schlechter Liebhaber sei.

Es war einmal ...

Wie zu erwarten, hängt die Größe des Penis sehr vom männlichen Hormon Testosteron ab. In den ersten zwölf bis vierzehn Wochen unseres Lebens in der Gebärmutter bestimmt der Hormonspiegel unserer Mutter die Testosteronmenge, die wir produzieren. Von da an sind wir auf uns gestellt und erzeugen diese Hormone selbst. Wenn der Pegel an männlichem Hormon in den ersten zwölf bis vierzehn Wochen nicht hoch genug ist, entwickeln sich die Geschlechtsorgane nicht richtig und können zwitterähnlich werden. Wenn etwas diesen Pegel nach der vierzehnten Woche senkt, sieht der Penis normal aus, kann jedoch zur Miniaturausgabe werden. Schwangere Frauen, die Sexualhormone einnehmen, um einer drohenden Fehlgeburt vorzubeugen, riskieren unter Umständen eine Wachstumsstörung des kindlichen Penis. Von der zehnten Woche an wächst der Penis allmählich um etwa 0,75 Millimeter pro Woche, insgesamt von 0,25 Millimetern auf eine gestreckte Größe von 3,2 Zentimetern bei der Geburt.

Im Alter von zehn Jahren läßt er sich auf 6,25 Zentimeter ziehen und verdoppelt seine Länge etwa im sechzehnten Lebensjahr, während wir die Pubertät durchlaufen, wiederum infolge eines Testosteronschubs im Blut. Es wird angenommen, daß Wachstumshormone auch für das Peniswachstum erforderlich sind, weil an Zwergwuchs Leidende (aufgrund eines Mangels an Zirbeldrüsenhormon) selbst dann einen passend kleinen Penis bekommen, wenn genug männliches Hormon vorhanden ist. Wie die Entwicklung jedes anderen Organs und Systems in unserem Körper hängt die normale

Entwicklung unserer Geschlechtsorgane von einem präzis terminierten, hochkomplexen System mit vielen Schritten ab.

Wenn ein Knabe mit einem sehr kleinen (häufig Mikrophallus genannten) Penis zur Welt kommt, weil er nicht genug männliche Hormone hat, kann dieser durch Hormonspritzen oder schon durch regelmäßiges Einreiben mit einer Hormoncreme zum Weiterwachsen angeregt werden. Das interessante ist, daß diese Behandlung die Zellen im Penis zu vermehren scheint und das Organ auch nach Ende der Behandlung ungefähr so groß bleibt. Dies erklärt, warum das Geschlechtsorgan eines Erwachsenen nach einer Kastration seine Größe beibehält.

Leider steht das Schicksal unserer Geschlechtsorgane fest, wenn die Pubertät erst einmal vorbei ist, und wir müssen mit der Zellenzahl auskommen, die uns Gott mitgegeben hat. Bis heute gibt es kein Wunderhormon, mit dem wir unseren Penis weiterwachsen lassen können, wenn die Pubertät zu Ende ist. Natürlich können wir wie die Japaner Muskelstränge an sein Ende verpflanzen oder ihn wie manche Eingeborenenstämme durch Einreiben mit den Borsten bestimmter Insekten zum Anschwellen bringen oder ihn unter Verwendung einer praktischen Vakuumpumpe bis zum Maximum mit Blut füllen, aber wie sehr wir ihn dehnen, an ihm herumspielen oder ihn beschwören, wir können die Zahl seiner Zellen nicht vermehren und daher nichts an seiner Größe ändern.

Liebe Frau Dr. Erika B.!

Manche Männer, die sich unsicher über die Größe ihres Penis sind, fassen schließlich nach Jahren, in denen sie ihn vor ihrer Umwelt verborgen gehalten haben, den Mut, ihre Sorgen vor ihrem Hausarzt auszubreiten, oder schreiben in verzweifelter Lage sogar an jemand wie Dr. Erika B. Normalerweise brauchen sie diesen Entschluß nicht zu bedauern. Oft sucht ein Mann den Arzt zunächst aus einem ganz anderen Grund auf –

zum Beispiel wegen eines eingewachsenen Zehennagels. Aber allmählich wird der krumme Zehennagel durch sprachliche Verwandlungskunst zum Schrumpfpenis. Das erste, was der Doktor tun muß, ist die seltene Möglichkeit ausschließen, daß bei seinem Patienten ein Hormondefizit oder eine Chromosomenanomalie vorliegt. Nachdem das geschehen ist, fragt der Patient gewöhnlich, was denn als normal anzusehen sei. Manche Ärzte veranschaulichen das, indem sie eine Reihe von Penismodellen aus Gummi zeigen. Anhand dieser Modelle kann der «Patient» häufig begreifen, daß er Übertriebenes für normal gehalten hat, und verläßt vielleicht das Sprechzimmer ein paar «Zentimeter stolzer».

Es ist immer gut, sich die fünf Hauptsätze der genitalen Physik in Erinnerung zu rufen. *Erstens*: Je kleiner der Penis, desto größer proportional die Erektion. *Zweitens*: Es kommt auf die Reibung in den ersten zweieinhalb bis dreieinhalb Zentimetern der Vagina an. *Drittens*: Die menschliche Vagina paßt sich an jeden Penis an. *Viertens*: Dicker ist besser als länger. *Fünftens*: Wichtig ist nicht, was man hat, sondern was man draus macht.

Die Japaner sagen: «Eine tugendhafte Frau weiß nicht, ob der Penis groß oder klein ist.» In anderen Worten: man kann das Problem umgehen, indem man eine Jungfrau ehelicht.

Ein anderer Rat ist, daß ein Mann mit Größenzweifeln seine Liebestechnik perfektionieren soll — die fehlenden Zentimeter zu kompensieren sucht, indem er Experte in erotischer Massage, in oralen Techniken, in der Kunst des Ohrkitzelns oder indem er schlicht ein rücksichtsvoller Liebhaber wird. Man beachte den alten Spruch: «Es nützt nichts, wie ein Stier gebaut zu sein, wenn man nur wie ein solcher losstürmen kann!» Manche Sexualwissenschaftler raten dem Mann mit kleinem Penis, zu Beginn der Erregungsphase in seine Partnerin einzudringen, bevor sich ihre Scheide voll geweitet hat, damit die Reibung größer ist.

Das altindische *Kamasutra*, um 400 v. Chr. geschrieben, handelte die Geschlechtsgrößen ganz eingehend ab. Ein

Mann war je nach der Größe seines Penis oder Lingam ein Hasenmann, ein Stiermann oder ein Hengstmann. Eine Frau war je nach der Größe ihrer Scheide oder Yoni ein Reh, eine Stute oder eine Elefantenkuh. Die Empfehlung lautete, ein Hasenmann solle sich sexuell auf Rehfrauen beschränken und keine intimeren Beziehungen zu den größeren Pflanzenfressern aufnehmen. Kein schlechter Gedanke; der Hasenmann steht nur vor dem Problem, soviel Mut aufzubringen, genug Frauen anzusprechen, bis er die richtige findet. Andere Möglichkeiten sind Penishülsen aus Gummi, die Verwendung von Vakuumpumpen, von denen angeblich wissenschaftlich erwiesen ist, daß sie die Schwellfähigkeit des Schwammgewebes im Penis vergrößern, und neue Stellungen, durch die sich die Reibung zwischen den beiden Organen vergrößern läßt.

Wenn er krumm ist

Einen Penis von der richtigen Größe haben ist eine Sache. Wenn er aber die Form eines Bumerangs hat, kann der Verkehr für beide Partner zur schmerzlichen Erfahrung werden. Ein Wort, das alle Männer mit einem geraden Penis in Angst versetzen dürfte, ist Peyronie-Krankheit, bekannt nach dem Franzosen, der sie zuerst beschrieb. Dabei entwickelt sich auf der einen Seite des Penis eine Verwachsung, die sich allmählich zusammen- und den Penis auf die Seite zieht. Eine andere Erkankung, die den Penis krümmt, ist eine Schwäche in der Bindegewebshülle um das Schwammgewebe. Dabei biegt sich der Penis bei einer Erektion von der geschwächten Seite weg. Beide Erkrankungen können häufig operativ korrigiert werden.

Manche unglücklichen Männer werden mit umgekehrten Geschlechtsorganen geboren, das heißt mit den Hoden über statt unter dem Penis. Da es hierfür keine Behandlung gibt, kann ihnen nur geraten werden, äußerst behutsam zu verkehren. Bei anderen sind die Organe bei der Geburt an anderen

Körperteilen, zum Beispiel den Schenkeln angewachsen. Sie werden meist operativ entfernt. Die eindrucksvollste Penisfehlbildung ist vielleicht, wenn man mit zweien auf die Welt kommt. Ein solcher Mann war der Kubaner Jean Baptisto dos Santos. Er hatte zwei große und völlig funktionale männliche Organe, und es heißt, er sei von einer außergewöhnlichen animalischen Leidenschaft besessen gewesen.

Ein interessantes Diskussionsthema ist die Frage: «Auf welcher Seite hängt der Penis im Ruhezustand?» Eine wissenschaftliche Untersuchung, die vor kurzem in einer angesehenen Ärztezeitschrift erschien, läßt darauf schließen, daß er in 95 Prozent der Fälle wie selbstverständlich nach links fällt, wenn der Proband in Rückenlage geht. Zu diesem Schluß kam man nach Betrachtung der Röntgenbilder von 120 Männern mit Beckenbruch, auf denen sich die Kontur des Penis deutlich abzeichnete. Das sind offenbar alte Kamellen, weil Herrenschneider schon seit vielen Jahren dieses Extravolumen links berücksichtigen, indem sie bei Maßanzügen dort etwas Stoff zugeben. Auch heißt es, daß die Stoffklappe über Reißverschluß oder Hosenknöpfen deshalb immer links sitzt.

Schwerer erklärlich ist, warum der Penis der meisten Männer nach links strebt. Wahrscheinlich ist er von Natur aus so aufgehängt, wie es auch ganz natürlich ist, daß der linke Hoden tiefer hängt als der rechte. Daß Männer mit einem linkshängenden Penis irgendeinen Vorteil haben könnten, ist unwahrscheinlich, sieht man einmal davon ab, daß es rechtshändigen Männern leichter fällt, vor dem Pinkelbecken einen linkshängenden Penis hervorzuholen.

Der Besitz eines vollkommenen Penis ist der Traum aller Männer. Er ist zum physischen Nachweis ihrer Fähigkeiten als Liebhaber, zum Schlüsselsymbol für Achtung und Bewunderung nicht nur seitens ihrer weiblichen Sexualpartner, sondern auch ihrer männlichen Rivalen geworden. Vielleicht eine primitive Einstellung, doch wird der Penis stets ein unveräußerliches Merkmal der Männlichkeit bleiben.

34

3. Die vergessene Vorhaut

Allein in Amerika werden dieses Jahr 1,3 Millionen Knaben ihre Vorhaut dem Skalpell opfern — anderthalb Zentimeter Penisanatomie weniger. Was ist das für eine Haut, die von vielen derart mit Verachtung gestraft wird?

Ein seltsam Ding: die Vorhaut

Der Penis ist keine bloße Keule, mit der man die Pforten der Liebe einrennen kann. Er ist ein Naturwunder hydraulischer Ingenieurkunst, an der Spitze mit einem dichten Geflecht von Nervenenden ausgestattet, die ihn zu einem der empfindlichsten Organe des männlichen Körpers machen, dafür gedacht, bei der geringsten Berührung blitzartig Impulse an unser Lustzentrum in Gehirn und Rückenmark zu senden. Es leuchtet ein, daß ein so empfindliches und empfindsames Funktionsteil vor Abnutzung durch die Natur und die unmittelbare Umgebung geborgen sein sollte, wenn es gerade nicht gebraucht wird — eine Aufgabe der unscheinbaren Vorhaut. Auf Anforderung oder auf eigene Initiative gleitet dieser Schutz des männlichen Gliedes zurück, um den empfindlichen Kern zu enthüllen, prall gefüllt und zu allem bereit. Die Vorhaut eine Haut zu nennen, heißt ihr Unrecht tun, denn sie ist viel mehr. Um an ihre sexuelle Bedeutung zu erinnern: sie ist mit einem komplizierten biochemischen Apparat versehen, der dem männlichen Sexualhormon unterstellt ist. In der Tat werden Vorhäute seit Jahren von Hormonforschern untersucht, um ein paar der Geheimnisse zu entschlüsseln, wie das männliche Sexualhormon wirkt. Auch enthält sie hochspezialisierte Drüsen, die eine ölige Substanz auf die Eichel absondern, um ein Austrocknen und eine Ansiedlung von Bakterien und Pilzen zu verhüten. Manche Experten meinen, diese Substanz könne auch als Sexuallockstoff fungieren, um die Frau beim Spiel der Geschlechter anzulocken und zu erregen. Wir sollten nicht vergessen, daß auch Frauen Vorhäute haben, klein und wohlverborgen, die aber dennoch die Funktion ihres männlichen Gegenstücks erfüllen.

Wenn unsere primitiveren Urahnen ein loses oder ungenutztes Stück Haut entdeckten, bestand eine hohe Wahrscheinlichkeit, daß sie es unglaublich dehnten, verstümmelten oder alle möglichen Gegenstände hindurchzogen, von Ringen bis zu Hühnerknochen. In dieser Hinsicht stellte auch die Vorhaut im Laufe der Zeitalter eine allzu große Versuchung dar. Sogar in der sogenannten zivilisierten Gesellschaft von heute haben Ohrläppchenbohrer, Fesselungsfetischisten und gemäßigte Masochisten rasch erkannt, wie geeignet ihre Vorhäute sind, ihr Geschlechtsleben auszuschmücken und zu verschönern. Ein Ring seitlich in der Vorhaut ist nicht nur schick, sondern dient auch dazu, die Lust der Frau beim Verkehr zu steigern.

Lang herabhängende Vorhäute sind offenbar ein Schönheitsmerkmal mancher Stämme auf Neuguinea. Sie dehnen sie absichtlich, indem sie den Penis mit Gewichten beschweren. Ein Dehnen der Vorhaut wäre vielleicht auch den Chinesen zu empfehlen, die offenbar mit relativ kurzen Vorhäuten versehen sind, was zur Folge hat, daß der nackte Kopf häufig sogar beim schlaffen Organ herausragt und wie eine Eichel aussieht. Die Ähnlichkeit der Spitze des halberigierten Penis mit einer Eichel erklärt möglicherweise, warum die Eichel in der Sexualsymbolik eine Rolle spielt.

Die Vergewaltigung des Phallus

Der Mensch hat Stücke seiner Penishaut geschlitzt, durchbohrt, abgeschnitten, seit er sie erstmals entdeckte. Wieviel Haut er entfernte, hing von der Kulturgemeinschaft ab, in der er lebte. Knaben, die das Unglück hatten, bestimmten arabischen Subkulturen anzugehören, konnten sich darauf gefaßt machen, daß ihnen die ganze Außenhaut ihres Penis bis zur Wurzel abgeschält wurde, und wehe denen, die bei dieser Zeremonie schrien: sie wurden auf der Stelle von ihren Vätern erwürgt. Manche Rassen begnügten sich mit einem symbolischen Einschnitt in der Vorhaut, während andere, wie die heutigen Amerikaner, lieber das ganze Ende wegschneiden. Ägyptische Mumien sind ohne Vorhaut gefunden worden, und manche der Indianer, die Kolumbus bei seiner Entdeckung Amerikas willkommen hießen, waren ebenfalls beschnitten.

Warum? In manchen Kulturen schien die Beschneidung ein Initiationsritus in der Pubertät zu sein. Knaben konnten zeigen, wie mannhaft sie waren, indem sie lächelten, während man ihnen das Geschlechtsteil verstümmelte. Fachleute weisen auch darauf hin, daß dieses rituelle Blutvergießen auch eine symbolische Menstruation darstellen könnte – eine Verheißung späteren Liebesglücks. Andere Gesellschaften hatten eher religiöse Gründe. Wie schon erwähnt, kann die Beschneidung auch als symbolische Kastration gedacht werden, als höchste Gabe an die Götter. In der Bibel steht geschrieben, Gott habe zum Zeichen des Bundes gefordert, daß jeder Knabe beschnitten werde:

Alle männlichen Kinder bei euch müssen, sobald sie acht Tage alt sind, beschnitten werden in jeder eurer Generation ... Ein Unbeschnittener, eine männliche Person, die am Fleisch ihrer Vorhaut nicht beschnitten ist, soll aus ihrem Stammesverband ausgemerzt werden. Er hat meinen Bund gebrochen. (Genesis 17,10–14)

In anderen Worten war die Vorhaut eine Art Eintrittsgeld in eine ziemlich exklusive Religionsgemeinschaft. Bereits bei Stämmen in Afrika und in Melanesien ist die Operation nur eine von einer Vielzahl ritueller Verstümmelungen, vorgenommen in der Hoffnung, dem Penis mehr Reiz und Charme zu verleihen.

Soweit zu den Ursprüngen der Beschneidung. Warum findet die Operation in der zeitgenössischen westlichen Gesellschaft so viele Liebhaber? In den fünfziger Jahren des vorigen Jahrhunderts wurde die unscheinbare Vorhaut in Amerika für eine lange Liste von Krankheiten verantwortlich gemacht, von der Epilepsie bis zu «Reflexneurosen mit Entwicklung zur Idiotie». Geisteskrankheit wurde auf eine verengte Vorhaut, den sogenannten Sphincterismus zurückgeführt, ansonsten auch auf übertriebene Selbstbefriedigung. Die Vorhaut war ein krankmachendes Stück Haut, das da überhaupt nicht hingehörte. Derlei Ansichten wurden in medizinischen Lehrbüchern noch bis 1925 gedruckt. Heute gibt es außer religiösen kaum Gründe, die Vorhaut zu entfernen. Die Mehrheit der Eltern überliefert die Vorhaut ihres Sohns dem Skalpell, weil a) alle das tun, b) manche Söhne psychologische Probleme bekommen könnten, weil sie da dann anders aussehen als der Vater, c) ein beschnittener Penis leichter sauberzuhalten sei, d) er ästhetisch schöner aussehe und e) der Doktor nicht gesagt habe, daß man's bleiben lassen soll.

Bis vor kurzem lauteten zwei «wissenschaftliche» Argumente, unbeschnittene Männer bekämen eher Peniskrebs und verursachten außerdem Gebärmutterhalskrebs bei den Frauen, mit denen sie verkehren. Der Schurke im Stück war angeblich das Smegma, die talgartige, käsige Substanz, die sich unter der Vorhaut des unbeschnittenen Mannes sammelt. Diese Theorie verliert inzwischen rasch ihre Anhänger. Entscheidend ist heutzutage die Penishygiene, ob man beschnitten ist oder nicht. Es scheint in unserer körperbewußten Zeit mehr und mehr «in» zu sein, seinen Penis mit der Liebe und Sorgfalt zu pflegen, die ihm gebührt. Eine solche Veränderung sozialer Einstellungen würde auch andere Gründe für die Beschneidung ausräumen – daß sie die lokale Ansiedlung von Pilzen und Bakterien unter der Vorhaut verhindert, die die schmerzhafte Balanitis verursachen, und außerdem einen potentiellen Ansteckungsherd für Geschlechtskrankheiten beseitigt.

Welche Gründe sprechen dann noch für die Beschneidung? Zum Beispiel a) eine Vorhaut, die zu eng ist und sich nicht zurückziehen läßt, b) ein als Paraphimose bezeichnetes Leiden, bei dem der Vorhautkragen so eng ist, daß er die Blutzufuhr in die Eichel abschnürt, c) wiederholte Entzündungen oder Infektionen der Eichel, d) Abnormitäten der Vorhaut nach einem Unfall oder e) Hautkrebs am Penis. Diese Leiden sind jedoch äußerst selten.

Vorteile und Nachteile

Die Nachteile fangen mit dem Tag an, wo wir unserer Vorhaut Lebewohl sagen. Nicht nur gibt es Komplikationen der Operation selbst wie Blutungen und Infekte, sondern die frisch entblößte Eichel ist jetzt auch für Harnstoff und andere Abbauprodukte des Körpers unangenehm entblößt und wird leicht durch die Kleidung wundgescheuert. Das Ergebnis können schmerzhafte Hautreizungen und eine als Meatalstenose bezeichnete Erkrankung sein, die in einer Verhärtung und Verengung der Harnröhrenöffnung besteht.

Mit dem Verlust der Vorhaut verliert der Mann einen natürlichen Gleitmechanismus, der den Geschlechtsakt unterstützt. Bei vorhandener Vorhaut kann der Penisschaft in der losen äußeren Haut hin und her gleiten. Dies ist besonders günstig beim Verkehr mit Frauen, die zu wenig Gleitflüssigkeit absondern, weil die Reibung beim Verkehr nicht so irritiert. Auch für Analsex trifft das zu.

Nach der Beschneidung verändert sich allmählich die empfindliche und empfindsame Haut der Eichel. Nach jahrelangem Reiben an Unterwäsche und Hosen ähnelt sie immer mehr normaler Haut und verliert einen Teil ihrer Empfindsamkeit, womit möglicherweise die Gefühlsintensität beim Verkehr verringert wird.

Verkehr mit einem beschnittenen Penis zu haben, wird mit dem Versuch verglichen, «eines von Goyas Meisterwerken als Schwarzweißfoto zu genießen». Das positive an der Beschneidung ist, daß sie dazu führen kann, daß der Mann eine größere Ausdauer entwickelt und damit die Schmach vorzeitiger Ejakulation vermeidet. Eine weitere gute Nachricht für den Beschnittenen ist, daß er nie die schmerzhafte Erfahrung macht, daß sich etwas unter der Vorhaut festsetzt. Vielleicht ist das der Grund, warum die Beschneidung bei den Aborigines in den Wüstengebieten Australiens und bei den Arabern des Mittleren Ostens so beliebt ist.

Wenn es der Leser noch nicht gemerkt haben sollte, die Botschaft ist klar und unausweichlich: Unsere Vorhaut hat wie unsere Mandeln einen Zweck im Leben, und es ist an der Zeit, daß ein Sechstel der Weltbevölkerung diese Tatsache zur Kenntnis nimmt. Zum Glück wird die nächste Generation in Amerika, wenn neue Einstellungen sich halten und gegenwärtige Trends sich fortsetzen, im Gegensatz zur vorigen die neue Erfahrung genießen dürfen, Verkehr mit Vorhaut zu haben.

4. Körperbehaarung und Löwenmähne

Obwohl ein Paar Hoden meist der einzige Ausweis ist, der zum Eintritt in den Männerverein benötigt wird, wird die Aufnahmeprozedur durch andere Zeichen der Männlichkeit, die vor Jahrmillionen in unsere Körper einprogrammiert wurden, sehr vereinfacht. Breite Schultern, tiefe Stimme, muskelbepackte Arme und natürlich das viele Haar überall auf der Haut beweisen unwiderleglich, daß das männliche Hormon Testosteron am Werke war und in einen Mann verwandelt und umgeformt hat, was sonst ein Hänfling von fünfzig Kilo hätte werden können.

Der größte Teil der Funktion unserer Körperbehaarung ging verloren, als die «Menschenaffen» begannen, in Hut und Hosen einherzugehen. Doch die besondere Verteilung der Körperbehaarung bei den Männern hat zweifellos in unserer primitiven Vergangenheit eine wichtige Funktion erfüllt, indem sie anderen Männern Angriffslust signalisierte, aber auch beim schönen Geschlecht sexuelles Interesse weckte. Die Bedeutung von Merkmalen, die in einer Evolution von Jahrmillionen entstanden sind, geht nicht über Nacht verloren. Tief im Unterbewußten haben wir Assoziationen über soziales und sexuelles Auftreten. Für Frauen ist der Verlust ihrer Haarpracht ein Alptraum, können Haare auf der Brust oder Oberlippe zur Katastrophe werden. Sicher haben schon viele Männer sich des unwiderstehlichen Drangs erwehren müssen, einen Kellner zu erwürgen, der sein Hemd offen trug und ihrer Partnerin damit zeigte, daß er mehr Haare auf der Brust hat als ihr Tischgenosse.

Es läßt sich nicht von der Hand weisen, daß die Körperbehaarung vermutlich eine nützliche Funktion hat. Die Behaarung besonders in den Achselhöhlen und in der Schamgegend hat Millionen Jahre Evolution überdauert, als raffiniertes Mittel, die Abgabe des von besonderen Drüsen erzeugten Sexuallockstoffs zu strecken – mit jeder Körperbewegung verbreiten wir Schwaden solcher Lockstoffe. Heutzutage reagieren viele amerikanische Frauen auf jede Erwähnung ihrer Achselhöhlen- oder Beinbehaarung peinlich berührt, mit stillschweigender Billigung der Männer. Die meisten Männer würden allerdings auf Distanz zu einem Mann gehen, der begeistert schildert, wie er die Haare an Beinen oder Unterarmen jetzt wegbekommt.

Aber warum sind Männer stärker behaart als die durchschnittliche Frau? Feministinnen könnten erwidern, dies sei ein eindeutiger Beweis, daß Männer auf der Entwicklungsleiter mindestens drei Sprossen tiefer stünden. Schließlich laufe die allgemeine Tendenz in der Evolution der Spezies Mensch auf Haarlosigkeit hinaus. Desmond Morris, Verfasser des Buches «Der nackte Affe», ist völlig überzeugt, beide Geschlechter hätten unter anderem ihr Haarkleid abgelegt, um die Haut empfänglicher für das Schmusen zu machen. Unbehaartheit der Körper sei nicht nur zum Mittel geworden, körperliche Unterschiede zwischen den Geschlechtern besonders hervorzuheben, sondern auch eine weibliche Verheißung an das stärker behaarte Männchen, es durch Hautkontakt erregen und dadurch umgekehrt auch die eigene Erregung steigern zu wollen. Seit Jahrhunderten übertreiben Künstler die glatte, milchigweiße Haut ihrer weiblichen Akte zu einem Ideal, dem Millionen Frauen nachzueifern scheinen, indem sie tagtäglich Haarentfernungscreme und elektrische Enthaarungsgeräte benutzen.

Haare im Gesicht, die Mähne des Löwen

Es fällt schwer, sich vorzustellen, der Bart habe noch einen anderen Nutzen denn als soziales und sexuelles Signal. Schließlich haben viele unserer Affenverwandten eine bestimmte Haarfarbe oder ein besonderes Körpermerkmal, das sie von ihren übrigen Affenvettern unterscheidet, einen langen Bart, behaarte Ohren, buschige Augenbrauen oder etwas noch Ausgefalleneres. Doch wird der Bart als stärkstes männliches Haarsignal beschrieben, gleichwertig der Mähne des Löwen. Die meisten Autoren meinen, er sei beim Imponiergehabe zwischen konkurrierenden Männchen von größerer Bedeutung gewesen. Ein buschiger, verfilzter Bart kann zusammen mit langem Haupthaar das Gesicht länger machen, als es wirklich ist, und das Weiß der Zähne hervorheben, wenn ein Männchen einen Rivalen aus dem Feld schlagen will. Nach Meinung mancher Experten ist das der Grund, warum sich die meisten Männer in der «unaggressiven» Gesellschaft von heute rasieren: um das provozierende männliche Signal zu unterdrücken. In den dreißiger Jahren wagten Sexualwissenschaftler die Vermutung, die Modeerscheinung von glattrasierten Männern und von Frauen mit Knabenfiguren zeige eine Tendenz zur Bisexualität in einer untergehenden Gesellschaft an. Wenn in heutigen Werbespots ein reifer, harter Mann dargestellt werden soll, fällt die Wahl häufig auf ein unrasiertes Modell mit Nachmittagsbart, ein Kompromiß zwischen Bart und dem pseudokindlichen Signal eines glattrasierten Gesichts. Die Vorliebe mancher Frauen für Bärtige könnte eine Wahl von Partnern widerspiegeln, die ihre Männlichkeit auf diese Art zur Schau stellen. Frauen, die Glattrasierte bevorzugen, ist vielleicht das intensivere Schmusen beim Sex wichtiger. Vor kurzem meinte ein amerikanischer Psychologe, daß ein Mann sich einen Bart vielleicht nicht nur stehen läßt, um ein Doppelkinn zu verbergen oder seine Reife kundzutun, sondern der Bart sei womöglich auch Ausdruck seiner unbewußten Angst vor dem Verlust der Potenz.

Manche Autoren meinen, Merkmale des Männergesichts ähnelten dermaßen den Geschlechtsorganen, daß sie sich vielleicht als eine Form der Signalgebung entwickelt hätten... ungefähr wie große Brüste der Menschenfrau das lüsterne Männchen auf die Herrlichkeiten zwischen ihren hinteren Rundungen aufmerksam mache und ein üppiger Mund angeblich die Schamlippen nachbilde. Männer haben größere, vorspringendere Nasen als Frauen, und dies könne ein kurzsichtiges Weibchen an den Penis denken lassen. Die männlichen Nasenflügel seien ebenfalls stärker ausgebildet – hingen sie nicht an der Nase wie eine Miniausgabe der Hoden? Das männliche Gesichtshaar, also Augenbrauen und Bart, sei buschiger und gröber als das Haupthaar und ähnle dem Schamhaar stärker. Wenn sich eine unserer Vorfahrinnen einem Männchen genähert habe, sei die unbewußte Assoziation zwischen der Nase in ihrem Bett von «Schamhaar» und den Geschlechtsorganen anziehend gewesen und habe sie zwecks genauerer Betrachtung näher treten lassen. Ein Rivale habe diese Merkmale ebenso interpretiert und habe sich davongemacht.

Der Bart wird seit der Antike als Merkmal von Manneskraft und Stärke betrachtet. Die alten Babylonier pflegten ihn als Zeichen der Männlichkeit, und die Hebräer betrachteten ihn nicht nur als Zeichen der Stärke, sondern auch als Merkmal von Weisheit und höherem Rang. Im alten Ägypten war das Barttragen ein Zeichen hohen gesellschaftlichen Rangs, unbestrittenes Vorrecht aller Herrscher. Die Oberschicht trug häufig statt echter Bärte künstliche, und deren Größe zeigte der übrigen Bevölkerung ihren gesellschaftlichen Rang an. Sogar die Königin Hatschepsut, eine Pharaonenwitwe, die ab 1505 v. Chr. in Ägypten regierte, trug zur Legitimierung ihrer Regierungsgewalt einen falschen Zeremonienbart. In Griechenland gab es die seltsame Sitte, einem Mann in den Bart zu fassen, wenn man etwas von ihm wollte, und für viele Kulturen, besonders bis in die Mitte des 15. Jahrhunderts, war das Bartabscheren die sicherste Methode, einen Mann zu demütigen.

Das Haupthaar

Sowohl Männer als auch Frauen wären sehr langhaarig, wenn man das Haar natürlich wachsen ließe. Unser Haupthaar ist daher an sich nicht geschlechtsspezifisch, sondern ein Merkmal der Art. Das Haar auf unseren Köpfen jedoch wird, wenn auch unbewußt, mit sexueller Aktivität assoziiert, und in vielen Kulturen war das Abschneiden ein Symbol für Kastration, das auch in vielen Märchen vorkommt. Als Delilah Samson sieben Locken vom Kopf schnitt, verlor er seine Stärke und Manneskraft. Der unerhörte Vorgang, einem Mann das Haar abzuschneiden oder ihm gar eine Platte zu rasieren, stellte die größtmögliche Beleidigung und Entehrung dar. Ordensbrüder, Buddhisten, Taoisten und Christen rasierten sich häufig den Schädel zum Zeichen des Zölibats. Die Frisur europäischer Mönche mit ihrem Haarkranz um eine geschorene Stelle (die Tonsur) tat ebenfalls der Allgemeinheit kund, daß sie keusch und enthaltsam lebten. Wenn Männer älter werden, schwindet ihre Haarpracht als aussagefähiges soziales Signal fast synchron mit ihrer Manneskraft.

Männer können aus verschiedenen Gründen kahl werden, doch Millionen Männer haben die gefürchtete «Erbglatze» miteinander gemein. Männer mit Haarausfall mögen versuchen, ihre Kinder über Jahre mit Erklärungen hinzuhalten, warum es da oben bei ihnen so spiegelt. Die Behauptung, sie seien von Indianern skalpiert worden, ist für die Kinder vielleicht am schwersten zu schlucken. Und es nutzt genausowenig, ihnen eine lange Liste von Helden wie Julius Cäsar zu zitieren, die ebenfalls kahlköpfig gewesen seien. Aber irgendwann kommt der Tag der Wahrheit, wo der Vater dem Sohne in die Augen sehen und ihn darauf vorbereiten muß, daß auch in seinen Chromosomen die Glatzengene stecken. Wirksam werden diese allerdings nur, wenn der Pegel an männlichem Hormon hoch genug ist. Würde der Sohn nämlich kastriert, könnte er seinen vollen Haarschopf bis zum Grabe tragen.

Eunuchen, die keine Hoden und daher wenig männliches Hormon haben, bekommen keine Glatze. Wenn ihr Haar vor der Kastration schütter geworden sein sollte, kommt der Haarausfall sogar zum Stillstand und setzt erst nach einer Behandlung mit männlichen Hormonen wieder ein. Daher hängt das Kahlwerden von drei Bedingungen ab: vom Lebensalter, von den Glatzengenen und vom Hormonspiegel. Weil die Eunuchen nie ihr Haar verloren, wurde der Mythos in die Welt gesetzt, kahlköpfige Männer produzierten ihr männliches Hormon eimerweise und seien äußerst potent. Womöglich eines der beliebtesten Gesprächsthemen, wenn Kahlköpfige zusammenkommen. Als ein berühmter Mann gefragt wurde, ob Kahlköpfigkeit seiner Meinung nach die Potenz hebe, antwortete er: «Vielleicht, aber ein Mann hat dann weniger Chancen, das zu beweisen.» Zwar wies ein wissenschaftlicher Bericht (vermutlich glatzköpfiger Verfasser) nach, daß Glatzköpfe einen höheren männlichen Hormonpegel im Blut haben, doch meinen die meisten Forscher, schon ein normaler Pegel genüge, um die Gene für Kahlköpfigkeit wirksam werden zu lassen.

Das Testosteron und die Haut

Unsere Haut spiegelt wider, wieviel männliches Hormon im Blut von Männern und Frauen zirkuliert. Vom männlichen Hormon beeinflußte Haut ist schwartiger, fettiger, stärker behaart und produziert deutlich mehr Schweiß als jene Haut, die voller weiblicher Sexualhormone steckt. Das Streuselkuchengesicht der Pubertät belegt, welches Durcheinander das Testosteron in der Haut veranstaltet, wenn es von den Hoden ins Blut ausgeschüttet wird. Und jedes hormonelle Ungleichgewicht bei Frauen mit zuviel männlichem Hormon zeigt sich alsbald auf der Haut: Frauen mit Schnurrbärten verraten der Allgemeinheit schlicht, daß ihre Eierstöcke den Betrieb eingestellt haben und das Hormongeschäft jetzt von ihren Nebennieren übernommen wurde, welche männliches Hormon in kleinen Mengen erzeugen. Damit eine Zelle, ein Gewebe oder ein Organ auf das männliche Hormon reagieren kann, müssen sie das richtige Schloß haben, in das das männliche Hormon wie ein Schlüssel paßt. Solche Schlösser werden Rezeptoren genannt und sind eine raffinierte Einrichtung, um zu gewährleisten, daß ein einziges Hormon völlig verschiedene, über den ganzen Körper verteilte Organe beeinflussen kann. Andere Hormone sind Schlüssel zu anderen Schlössern. Haut und Muskelgewebe und die Sexualorgane haben dieselben Schlösser, so daß bei Beginn der Pubertät alle diese Türen zur gleichen Zeit aufgeschlossen werden, damit das männliche Hormon auf sie wirken kann.

In einer seltsamen Laune der Natur werden in seltenen Fällen Männer ohne diese Testosteronrezeptoren geboren, mit dem Ergebnis, daß keine Zelle in ihrem Körper auf männlich umgestellt werden kann. Obwohl sie genug männliches Hormon produzieren, ähneln sie im Erscheinungsbild einer Frau mit Brüsten und einer kurzen Scheide. Ihre Haut ist glatt, und bis auf das Kopfhaar sind sie ohne jede Körperbehaarung – bartlos, ohne Schamhaare, ohne Haarbüschel in Nase oder Ohren, und Pubertätspickel kriegen sie auch nie! Solche «Männer» verraten uns, daß bei beiden Geschlechtern das männliche Hormon für den Haarwuchs zuständig ist.

Doch die Sache ist ein wenig komplizierter. Obwohl das männliche Hormon in unserem Körper zirkuliert und die Pubertät auslöst, paßt es bei unserer Haut nicht richtig in das hormonelle Schloß. Es muß innerhalb der Haut verändert werden – der Schlüssel muß nachgefeilt werden, damit er paßt. Der «Schlosser», der den Testosteronschlüssel nacharbeitet, wird 5-Alpha-Reduktase genannt, und das hochaktive männliche Hormon, das jetzt das Schloß in Rekordzeit aufschließen kann, ist unter der Abkürzung DHT bekannt. Dieser Schlüssel und sein Hersteller, die 5-Alpha-Reduktase, machen Männer zu behaarten Wesen. Haarfollikel in der Bart- und Brustregion, in Nase, Ohren und in der Schamgegend sind vorprogrammiert, auf DHT zu reagieren, indem sie Haare wachsen lassen. Männer mit haarloser Brust oder spärlichem Bartwuchs haben entweder weniger Hormonschlösser in den relevanten Hautgebieten oder faule Schlosser, die nicht genug DHT produzieren. Knaben und Mädchen mit Pickeln haben zwei- bis zwanzigmal mehr DHT in ihrer Haut als normal, was die Talgdrüsen aktiviert und Bakterienwachstum begünstigt.

Aber wie ist das bei der Erbglatze? Offenbar gibt es bei diesen Männern dank der Glatzengene zu viele Schlosser, die zu viele Kopien der DHT-Schlüssel herstellen. Anstatt neuen Haarwuchs zu fördern, schalten sie den Prozeß ab, und die Glatze macht sich breit. Warum das nur in der Kopfhaut und nicht in anderen Körperbereichen passiert, ist noch nicht bekannt.

Die Schambehaarung

Schamhaar gibt es in allen Farben, Formen und Längen, je nach Rasse und den Genen, die man von den Eltern mitbekommen hat. Schamhaare lügen nie, und etwaige Zweifel, ob die Partnerin eine echte Blondine ist, lassen sich durch einen Blick auf den «Venushügel» beseitigen.

Das Schamhaar kann auch zur Brutstätte winziger Ungeheuer werden, der Filzläuse, die wegen ihrer Vorliebe für die Kräuselhaare ihrer Wirte auch Schamläuse genannt werden. Das gefürchtete Jucken, das sich ein paar Tage nach einer sexuellen Zufallsbegegnung eventuell einstellt, kann ein Anzeichen dafür sein.

Wie erwartet sind es die Sexualhormone, die für das Schamhaar zuständig sind und es zur richtigen Zeit sprießen lassen. Das männliche Sexualhormon Testosteron ist bei beiden Geschlechtern Auslöser, es kommt beim Knaben von den Hoden und beim Mädchen von den Nebennieren. Männer, die wegen einer genetischen Laune der Natur auf dieses Hormon nicht reagieren können, haben keine Schambehaarung; Frauen mit Nebennieren, die nicht richtig funktionieren, haben unter Umständen spärliches Schamhaar. Andererseits können kleine Jungs und Mädchen, die zuviel männliches Hormon haben, in sehr frühem Alter Schamhaare entwickeln, sogar schon mit achtzehn Monaten. Interessant ist, daß die Verteilung des Schamhaars ebenfalls sehr davon abhängt, wieviel männliches Hormon im Körper zirkuliert. Bei Männern bringt ein Hormondefizit ein spitzes Dreieck zustande, das man sonst bei Frauen sieht. Bei Frauen erzeugt zuviel Testosteron die typische männliche Verteilung mit einem schmalen Haarstreifen bis zum Nabel hinauf. Ein Blick auf die Schamhaarverteilung teilt einem Arzt viel über die Sexualhormone mit.

Auch die Chinesen glaubten, daß das Schamhaar allerhand über den Besitzer und die Besitzerin aussage. Schwarzes Schamhaar wie glänzendes Vogelgefieder bedeute, die Frau sei stark und eigensinnig; braunes Haar mit goldenem Schimmer bedeute ein frohes Gemüt und Großzügigkeit; feines seidiges und kurzes Haar Ruhe und Zurückhaltung; dickes und buschiges Haar, das bis in den Schritt und weiter bis zum After reiche, sei ein Ausdruck von Leidenschaft. Ein echter Pechvogel aber gerate an eine Frau mit Schamhaaren, schütter und trocken wie «Büsche auf einem Hügel», und wäre besser zu Hause geblieben. Leider waren die chinesischen Frauen nicht gleichberechtigt mit einem einfachen Nachschlagewerk über männliches Schamhaar versehen.

5. Vom Testosteron versklavt

Oberflächlich betrachtet, sind keine zwei Männer gleich. Jeder ist eine einzigartige Kombination physischer, emotionaler und intellektueller Merkmale. Zum selben Verein gehören sie nur durch das merkwürdige Attribut der sogenannten Männlichkeit, ein Merkmal, das in Millionen Jahren Evolution entstanden ist und das wir mit zahllosen Tierarten gemeinsam haben. Männlichkeit bedeutet nicht nur muskulöse Arme, behaartes Kinn und ein Anhängsel zwischen den Beinen. Sie setzt auch bestimmte Verhaltensformen auf sexuellem und sozialem Gebiet voraus.

Komplexe Verhaltensmuster wurden vor Urzeiten in primitive Hirne eingeprägt und sollten unsere Vorfahren beim Überleben, bei der Fortpflanzung und im Konkurrenzkampf begünstigen – alles Triebe und Reflexe, die in unserer sogenannten zivilisierten Welt zunehmend fehl am Platze sind. Tief in allen Männern ist ein Rambo gefangen und durch Gesetze und Regeln der Gesellschaft gefesselt. Dieser Anachronismus, dieser «Prototyp» der Männlichkeit, entsteht durch ein seltsames Zusammenwirken zwischen den primitiven Regionen unseres Hirns und dem von den Hoden erzeugten männlichen Hormon Testosteron. Das Hormon ist Ursache der Männlichkeit und beeinflußt nicht nur das Aussehen von Männern, sondern liefert auch den Antrieb für typisch primitive Männerspiele. Das kann bei einem Fußballspiel sein, wo wütende Horden von Fans einander fertigmachen. Oder in einer Diskothek, wo Männer Balzverhalten zeigen, um die Weibchen rumzukriegen. Oder im Straßenverkehr, wo Aggressionen ausgetobt werden. Oder bei der Arbeit, wo es um Machtkämpfe, um Status und Gehalt geht.

Die Hoden beginnen mit diesem Prozeß der Unterwerfung,

lange bevor Männer auf die Welt kommen, tatsächlich schon acht Wochen nach der Empfängnis. Schon zwei Wochen nach ihrer Herausbildung fangen die Hoden an, das Geschlechtshormon abzusondern, mit dem dann die männlichen Sexualorgane angelegt und das entstehende Gehirn auf Mann ausgerichtet wird. Durch die Herstellung spezieller Kombinationen von elektrischen Leitungen programmiert das Testosteron bestimmte Hirnregionen darauf, den wachsenden Fötus für eine künftige Männerrolle im Theater des Lebens auszustatten.

Was geschieht, wenn kleine Mädchen während der Schwangerschaft ihrer Mutter eine Überdosis männlicher Sexualchemie erhalten? Das kann passieren, wenn die Mutter während der Schwangerschaft eine bestimmte Hormonbehandlung erhalten hat oder der Fötus einen bestimmten Tumor entwickelt. Wenn solche Mädchen geboren werden, kommen Arzt oder Hebamme häufig ins Grübeln, ob das Baby hellblau oder rosa tragen sollte, weil die Klitoris des weiblichen Säuglings so groß sein kann wie der Penis eines neugeborenen Knaben. Das interessante ist, daß diese Säuglinge auch noch nach einem chirurgischen oder medikamentösen Eingriff, und sogar wenn sie als kleine Mädchen erzogen werden, im Heranwachsen häufig typisches Knabenverhalten zeigen. Sie tragen lieber Jeans als Röcke, spielen lieber mit Bauklötzen als mit Puppen, und boxen lieber kleine Jungs auf die Nase, als Mama und Papa zu spielen.

Was passiert mit kleinen Jungen, wenn sie die gleiche Überdosis erhalten? Wie schon vermutet, kommen sie als Minirambos auf die Welt, die später ausgiebige Körperbetätigung lieben und häufig intensives Interesse an Sport entwickeln. Die Erklärung scheint zu sein, daß Knaben normalerweise mit einem Grad von Männlichkeit auf die Welt kommen, der nicht ganz an das Supermännchen heranreicht, zu dem wir aufgrund unserer Chromosomenausstattung werden könnten. Vielleicht hilft das auch erklären, warum es in einer normalen Gesellschaft so viele Abstufungen der Männlichkeit gibt, angefangen mit dem Schwächling, dem am Strand Sand ins Gesicht gekickt wird, bis hin zu dem primitiven Muskelprotz, dem genau das Spaß macht.

Nachdem sie während der Schwangerschaft und unmittelbar nach der Geburt die Saat der Männlichkeit in den Körper ihres Wirts gelegt haben, machen die Hoden etwa acht Jahre lang Pause und bereiten sich auf das zweite Erwachen vor – die Pubertät. Während der Pubertät sprießt dann die Saat. Es ist die Zeit der Stoppelkinne, der Minderwertigkeitskomplexe, der Aggressionen, feuchten Träume, Identitätskrisen und der Masturbation. Die Hoden spielen auf, und der Balztanz fängt an. Die Hoden haben nicht nur die Fähigkeit, unreife Körper in kampfbereite Sexmaschinen mit Muskeln, Haaren und den anderen wichtigen Attributen zu verwandeln, sondern flüstern ihm auch wie mutwillige kleine Teufel schmutzige Gedanken ein und verursachen sexuelle Träume.

In einer amerikanischen Untersuchung wurde nachgewiesen, daß man anhand des Testosteronspiegels im Blut einer Gruppe minderjähriger Männer feststellen konnte, ob sie bereits sexuelle Träume hatten, masturbierten oder sich sexuell betätigten. Bei manchen Knaben erwachen die Hoden durch eine bestimmte Art Krebs viel zu früh aus ihrem Winterschlaf, sogar schon im Kindergartenalter. Diesen Riesenzwergen wachsen Genitalien, bei denen manche vor Neid erblassen würden. Häufig versetzen sie andere Kinder mit ihrem aggressiven Verhalten in Angst und Schrecken und machen den Erzieherinnen mit ihren sexuellen Attacken das Leben schwer.

Jeder weiß, daß Knabenstimmen mit der Pubertät tiefer werden, eine Auswirkung des männlichen Hormons auf den Sprechapparat. Warum? Für viele Tiere sind Töne ein Mittel, sexuelle Bereitschaft mitzuteilen. Wenn der Eber seinen *Chant de cœur* (Lied des Herzens) singt, macht das die Sauen rauschiger für sein sexuelles Begehren. Wer einen Tarzanfilm gesehen hat, kennt den berühmten Schrei, wenn sich Tarzan auf der Suche nach Jane von Baum zu Baum schwingt. Man versuche einmal, sich Tarzan mit einer Falsettstimme vorzustellen, und schon weiß man, worauf es ankommt. Weniger allgemein bekannt ist, daß die Tiefe einer Männerstimme viel darüber aussagen kann, wieviel Testosteron in seinem Körper zirkuliert. In einer deutschen Untersuchung an Sängern zwischen zwanzig und vierzig Jahren hatten die Sänger mit den höheren Stimmen, also die Tenöre, niedrigere Testosteronpegel als Baritone, die ihrerseits weniger männliches Hormon hatten als Bässe. Nicht nur das, sondern die Bässe hatten öfter Verkehr als die andern Sänger und außerdem größere Füße! Vielleicht sollten Frauen ihre Verehrer auffordern, ein paar Strophen von «Old Man River» zu singen, bevor sie das Bett aufdecken.

Ein anderer Aspekt dieses Cocktails der Männlichkeit, der mit der Pubertät Wirkung zeigt, sind Aggressionen gegen Eltern, gegen Autoritäten, gegen sich selbst, und später sogar gegen andere Gemeinschaften. Daß die Hoden etwas mit dem Auftreten von Aggression und Feindseligkeit bei Männern zu tun haben, ist seit Jahrhunderten bekannt. Gewisse Kannibalenstämme aßen die Hoden der von ihnen im Kampf Erschlagenen, um sich deren Mut anzueignen, genau wie andere das Gehirn verzehrten, um klüger zu werden. Die Amerikaner sagen über einen Mann, dem für eine bestimmte Sache Mut oder Durchsetzungskraft fehlt: «He didn't have the balls to do it.» Bauern der Vorzeit lernten sehr schnell verhindern, daß ihr Vieh mit der Geschlechtsreife aggressiv wurde: sie schnitten ihm schlicht die Hoden ab. Manche schlagen dasselbe Verfahren als Alternative vor, um die zunehmende Gewalt in der Gesellschaft zu unterbinden, wenn alle anderen Mittel versagen sollten.

In einer Untersuchung an Eishockeyspielern in den Vereinigten Staaten wurden die Trainer gebeten, ihre Spieler nach der im Spiel bewiesenen Aggression einzuordnen. Tatsächlich hatten die, die den Gegnern die meisten Knochenbrüche und Verletzungen zugefügt hatten, auch den höchsten Testosteronspiegel im Blut. In anderen Untersuchungen wurde außerdem nachgewiesen, daß die meisten gewalttätigen Kriminellen in Strafanstalten, aggressive Psychopathen und Vergewaltiger, häufig mehr Geschlechtshormon haben als andere Häftlinge.

Aber wie ist das beim Durchschnittsmann? Wenn uns einer mit Blicken töten will, weil ihm unsere Krawatte oder unser Schnaufen nicht paßt, oder uns totschlagen will, weil wir ihm den Parkplatz weggeschnappt haben − sind solche Neandertaler ebenso Sklaven ihrer Hoden? Die Antwort ist ungewiß. In zumindest fünf Fragebogenuntersuchungen haben Forscher nachgewiesen, daß Männer, die leicht erregbar sind oder auf Herausforderungen gewalttätig reagieren, einen höheren Hormonspiegel haben als die Gelasseneren. Andere Forscher konnten diese Ergebnisse jedoch nicht bestätigen. Das läßt die Möglichkeit offen, daß die Hoden an extremer Aggressionsbereitschaft schuld sind, im normalen Konfrontationsverhalten aber andere Faktoren wichtiger sind, etwa eine Kombination von kleinen Hoden und zu wenig Hirn.

Wenn ein Mann die Hoden durch Unfall oder Operation verliert oder mit Spezialpräparaten behandelt wird, um die Wirkung seines Geschlechtstriebs zu neutralisieren, erlischt auch sein Geschlechtstrieb. Nach diesem Prinzip werden seit Jahren Männer behandelt, die vergewaltigen, Kinder mißbrauchen oder extrem triebhaft sind. Wenn man ihnen aber wieder Testosteron injiziert, leben ihre sexuellen Phantasien und ihr Interesse am Geschlechtsverkehr wie durch Zauber wieder auf.

Anabole Steroide sind eine Form von Testosteron, die von Sportlern eingenommen wird, um vermehrt Muskelgewebe zu bilden und die Kraft zu steigern. Doch verbessern diese Drogen die Leistungen nicht nur auf dem Sportplatz.

Manche Männer haben mehr Erfolg bei Frauen und mehr Geschlechtsverkehr als andere. Die bohrende Frage lautet: Haben potente Männer mehr Testosteron als die anderen? Eine Gruppe unverheirateter amerikanischer Männer wurden ein Jahr mit Aufzeichnungen über die Häufigkeit ihres

Geschlechtsverkehrs begleitet. Nach Ende der Untersuchung maßen die Wissenschaftler bei ihnen den Hormonspiegel im Blut. Die Ergebnisse waren eindeutig. Die in der Liebe Glücklicheren waren keineswegs männlicher, zumindest nicht nach ihren Geschlechtshormonen, als ihre erfolglosen Konkurrenten. Wieder müssen wir zu dem Schluß kommen, daß innerhalb der normalen Bandbreite der Männlichkeit andere Faktoren als der Testosteronspiegel im Blut entscheiden, wie aktiv wir sexuell werden. Andererseits ist zumindest in einer amerikanischen Untersuchung nachgewiesen worden, daß die Häufigkeit der Masturbation und des Verkehrs in einer männlichen Population stark mit jahreszeitlichen Schwankungen des Testosteronspiegels korrelieren kann. Ist das der eindeutige Beweis, daß die Hormone uns wie ein Marionettenspieler an ihren Fäden tanzen lassen? Oder sind die Veränderungen des männlichen Hormonhaushalts nicht die Ursache, sondern das Ergebnis von Schwankungen unseres Geschlechtslebens?

Viele Feministinnen sind sicher enttäuscht, daß Wissenschaftler inzwischen die Überzeugung gewonnen haben, das männliche Hormon könne nicht nur bei Männern, sondern auch bei Frauen für den Sexualtrieb verantwortlich sein. Eine Frau braucht keine Eierstöcke, um Interesse am Geschlechtsverkehr zu haben. Wenn man ihr aber chirurgisch die Nebennieren entfernt, die Haupterzeuger ihrer wenigen männlichen Hormone, würde sie sogar ihrem Lieblingsschauspieler einen Korb geben. Von Frauen, denen gegen einen bestimmten Typ von Brustkrebs männliches Hormon verabreicht wurde, wird berichtet, sie hätten mehr Interesse an Sex gezeigt. Und Untersuchungen über Ehepaare zeigen, daß bei Paaren mit größerer Häufigkeit des Geschlechtsverkehrs die Frau einen höheren Testosteronspiegel hat als die weibliche Durchschnittsbevölkerung. Der Hormonpegel beim Mann schien nicht entscheidend für diese Häufigkeit zu sein. Noch interessanter ist, daß dieselben Frauen über mehr sexuelle Befriedigung berichteten und leichter Freundschaft schlossen als andere Frauen. Das ist der Zauber des männlichen Sexualhormons. Diese Untersuchungen sind so überzeugend, daß Gynäkologen inzwischen erwägen, Frauen im mittleren Alter und im Klimakterium nicht nur mit weiblichen Sexualhormonen zu behandeln, sondern auch mit geringen Testosterongaben, um ihr Sexualleben anzuregen und ihre Männer auf Trab zu bringen.

Der Mann hat eine lange Entwicklung hinter sich seit damals, als er seine primitive Chauvirolle als Tarzan oder Rambo ausleben konnte. Im eleganten Anzug mit Krawatte gibt er sich heute höchst gesittet. Wir sollten jedoch nicht vergessen, daß hinter dieser Maskerade von Sittsamkeit und stummem Gehorsam zwei kleine Organe auf den Zeitpunkt lauern, wo er oder die Gesellschaft die Zügel schleifen lassen, um ihn erneut durch ihr männliches Hormon zu versklaven.

ZWEITER TEIL

Der Geschlechtsakt
beim Mann

6. Sex und der männliche Körper

Geschlechtlichkeit, Zauberei und Übernatürlichkeit

Das Geschlechtliche muß den primitiven Verstand magisch angemutet haben, wie heute auch oft noch den zivilisierten. In der Pubertät begann ein unglaubliches Brodeln im Blut und verwandelte nicht nur sichtbare Körperteile, sondern weckte auch weit seltsamere Triebe, unerklärliche Gefühle, die durch die Arterien brandeten und den Körper in Aufruhr versetzten. Während des Akts waren Liebende wie Besessene, erlebten im Orgasmus eine Art Bewußtseinsveränderung, die sie seltsam blind und taub für ihre Umwelt machte und zeitweilig in einen Trancezustand versetzte. Danach schließlich empfanden sie Leere, einen Verlust an Lebenskraft, als sei ihnen die Seele ausgeflossen. Kein Wunder also, daß das Geschlechtliche für unsere Vorfahren etwas Übernatürliches hatte und nicht nur zur Fortpflanzung da war, sondern auch magische Kräfte barg und als direkter Weg zu Mysterien und geheimen Kräften galt.

Jahrhundertelang fühlten sich Männer und Frauen geheimnisvoll zum Geschlechtsakt hingezogen, ohne zu begreifen, was diesen Magnetismus verursachte, warum ihre Körper so reagierten und wozu das so war. Die alten Weisen wollten den Mechanismus des Geschlechtslebens erklären und suchten in ihren Theorien verzweifelt die Lücke zwischen den beobachtbaren körperlichen Veränderungen und ihrer metaphysischen und übernatürlichen Bedeutung zu schließen. Viele ihrer Theorien wurden von den Philosophien und Religionen des Ostens übernommen, so vom Taoismus in China und vom Tantrismus in Indien. Hier herrschte allgemein die Überzeu-

gung, Mann und Frau besäßen in ihren Leibern eine Lebens-
energie, die aus allen Organen zusammenfließe. Die Frau
verfüge über einen unbegrenzten Vorrat an dieser Lebenses-
senz, doch während des Akts könne ihr der Liebhaber einen
Teil dieser Energie aus dem Speichel beim Kuß und den
Sekreten ihrer Geschlechtsorgane rauben. Nur eine kleine
Schwierigkeit galt es dabei zu überwinden: ejakulierte der
Liebhaber, verausgabte er diese kostbare Energie mit der
Samenflüssigkeit. Mit jedem Orgasmus entzog er seinem
Körper Lebenskraft. Der Ärmste war Siechtum und frühem
Tode geweiht. Vermeiden ließ sich das Unvermeidliche nur,
indem er es nicht zum Orgasmus kommen ließ, und genau
dafür wurden Techniken ersonnen – weil ein starker Willen
allein offenbar nicht genügte.

Es galt sogar etwas dabei zu gewinnen: jedesmal, wenn er
es sich verkneifen und sein Ejakulat zurückhalten konnte,
kam er der Unsterblichkeit einen weiteren Schritt näher.
Beim Akt sei es, als fache ein kräftiger Wind eine schwelende
Glut an, die plötzlich zu einer Flamme lodernder Lebenskraft
werde, im Rückenmark emporsteige und das Gehirn ent-
flamme, die geistigen Fähigkeiten steigere, das Leben verlän-
gere und gar einen Blick ins Jenseits gewähre. Läppische
tausend Liebesakte mit unterdrücktem Orgasmus, und schon
besaß unser Mann das ewige Leben – ein deutlicher Hinweis,
wie schwer doch die Sache war. Die indischen Mystiker beschrieben diese Energievermehrung in wunderbarer Symbo-
lik. In einem Bezirk des männlichen Körpers, den wir heute
ungefähr in der Prostata orten würden, schlummere achtfach
geringelt eine Schlange. Beim Akt, wenn von der Frau Le-
bensenergie auf den Mann übergehe, beginne diese Schlange,
die gestaltgewordene Geschlechtsenergie, auch Kundalini genannt, sich zu rühren und winde sich das Rückenmark hinauf
zum Hirn. Die kleinste Ejakulation, und schon zog sie sich
wieder an ihren Ruheplatz zurück. Analer Verkehr ließ Kundalini in die entgegengesetzte Richtung kriechen und belegt,
in welch schlechtem Ansehen jener im Orient stand.

Die ersten Sexualforscher

Was tat sich im Abendland, während sich die orientalischen Weisen ihre Theorien über den Sex abrangen? Aristoteles, einem guten Beobachter, mußte die heftige Bewegung der männlichen Hinterbacken während des Aktes auffallen. Er dachte sich, diese seien höchst wichtig und trieben wie ein Blasebalg den männlichen Samen aus dem Leib. Von Aristoteles und ein paar anderen mit ziemlich abenteuerlichen Vorstellungen einmal abgesehen, entwickelte sich unser Verständnis des Akts im Schneckengang. Die Kirche war auch keine große Hilfe: jeder strebsame Sexualforscher mußte höllisch aufpassen, was er niederschrieb, sonst hatte er gleich den Bannfluch der Bischöfe auf dem Hals.

Als einziger stemmte sich dieser Flut von Unwissenheit und Aberglauben im Abendland Albertus Magnus entgegen, ein Sexualrevolutionär des 13. Jahrhunderts. Er wagte es auch, seine Entdeckungen zu verbreiten. So erkannte er, daß die Klitoris nichts weiter als ein Miniaturpenis war, und gab ihr den Namen *Virga*. Der Anblick der äußeren weiblichen Geschlechtsorgane erinnerte ihn an einen hochgezogenen Hodensack, und er beschrieb die Ähnlichkeiten mit den männlichen Organen. Staunend notierte er, wie die Hoden beim Akt an den Leib herangezogen wurden, und schloß daraus, dies geschehe, um die Ausstoßung des männlichen Samens zu erleichtern. Er beschrieb, daß leichtes Streicheln beide Geschlechter eine Flüssigkeit absondern ließ, die er für ein Mittelding zwischen Samen und Schweiß hielt, beim Manne oft schon hervorzurufen, wenn er von der Frau, die er begehrte, nur berührt wurde. Seine Beobachtungen und Einfälle kündeten von einem neuen Zeitalter im menschlichen Verständnis des Geschlechtsakts, doch Männer wie Albertus Magnus waren selten auf der Welt. In den Jahrhunderten nach seinen Arbeiten wurden die dunklen Geheimnisse der Geschlechtlichkeit weiter verschleiert und nur wißbegierigen Liebenden bekannt, die ihre eigenen Versuche anstellten.

Frischer Wind in die Sache kam erst im 17. Jahrhundert, mit einer neuen Generation von Wissenschaftlern, Männern, die keine wilden Theorien aufgrund dürftiger Beobachtungen mehr aufstellten, sondern sich lieber auf Experimente und objektives Notieren von Ergebnissen verließen, wie etwa der Anatom Reinier de Graaf. Mit jedem Schnitt seines Seziermessers stutzte de Graaf den magischen Wahn und Aberglauben zusammen, der den Geschlechtsakt umgab. Die Erektion kam durch Blut zustande. Das erkannte er, indem er einen Faden um die Wurzel des erigierten Penis eines Hundes schlang, der sich gerade gepaart hatte, diesen dann abschnitt und sah, daß er mit Blut gefüllt war. Noch überzeugender wies er das dadurch nach, daß er amputierte Penisse seiner Sezierleichen wie im blühenden Leben aufrichten konnte, indem er sie mit Wasser füllte. Er sezierte Männer, die beim Koitus getötet worden waren, vermutlich von einem eifersüchtigen Ehemann, und konstatierte verblüfft, daß ihre Geschlechtsdrüsen fast bis zum Platzen geschwollen waren, wie in Vorbereitung auf eine Ejakulation, zu der es dann nicht mehr gekommen war.

Doch während de Graafs Kollegen andere Disziplinen der Wissenschaft weiter um Riesenschritte voranbrachten, muß leider gesagt werden, daß die Sexualforschung völlig zum Erliegen kam, nachdem er zum letztenmal das Blut von seinem Skalpell gewischt hatte. Dreihundert Jahre mußten vergehen, bevor dieses Tabu wieder so weit gelüftet wurde, daß Wissenschaftler ein objektives Auge auf Dinge riskieren konnten, die sie selber viele Jahre wollüstig genossen hatten. Wie zu erwarten, waren die ersten Beobachtungen nicht eben welterschütternd und hätten den Mann auf der Straße kaum beeindruckt, wären sie ihm zu Ohren gekommen. Als eine der ersten physiologischen Veränderungen, außer den höchst auffälligen an den Geschlechtsorganen, wurde die Pulsbeschleunigung beim Geschlechtsverkehr notiert. Die ersten Versuche, den Puls beim Verkehr wissenschaftlich zu messen, gab es 1896, nachdem ein Doktor Kolb darüber gegrübelt hatte, was er mit seinem neuen Elektrokardiogramm sonst noch anstellen könnte. Noch mal fünfzig Jahre dauerte es, bis die Herren Klumbies und Kleinsorge dies um die Erkenntnis vertieften, daß beim Verkehr der Blutdruck steige und sich die Atmung vertiefe. Erst als die Sexgurus Masters und Johnson die Liebe wissenschaftlich unter die Lupe nahmen, trat die Sexualität aus dem Dunkel ins helle Licht des Labors.

Masters und Johnson und die moderne Sexualforschung

Über einen Zeitraum von zwölf Jahren wurden von Masters und Johnson mehr als zehntausend männliche und weibliche Orgasmen beobachtet und aufgezeichnet. Ihre ersten Untersuchungen führten sie an Prostituierten durch. Später sammelten sie Daten von fast siebenhundert nichtprofessionellen Freiwilligen. Ihre Originalbefunde sind Grundlage dessen, was wir heute über die körperlichen Reaktionen beim Geschlechtsverkehr wissen.

Eine Angelegenheit des Herzens

Wie oben bereits angedeutet, und auch nach Ansicht aller Romantiker, ist Sex im Grunde eine Angelegenheit des Herzens oder besser gesagt des kardiovaskulären Systems. Kleine Klappen, auf Befehl des Gehirns geöffnet, jagen mehr Blut durch die Adern und lassen dabei Brustwarzen und Geschlechtsorgane durch die Berührung oder den Anblick eines geliebten Wesens oder schon den bloßen Gedanken daran steif werden und anschwellen. Das Herz ist seit jeher mit Liebe und Sexualität assoziiert worden, vermutlich weil es bei Erregung und Leidenschaft schneller schlägt. Masters und Johnson gewannen die meisten ihrer Daten, indem sie Paare während des Verkehrs filmten und ihre körperlichen Veränderungen mit relativ einfachen Mitteln aufzeichneten. Seit diesen klassischen Untersuchungen setzten Wissenschaftler zunehmend moderne technische Mittel ein, um ihre sexualtheoretische Wißbegier zu stillen. Elektronische Minisensoren werden an geeigneter Stelle der Geschlechtsorgane plaziert und senden unbemerkt die stillen Geheimnisse des Geschlechtsakts an weißbekittelte Forscher im Raum nebenan. Damit wurde die Atmosphäre etwas ungezwungener.

Die auffälligste Veränderung im Kreislauf, die von Masters und Johnson beobachtet wurde, war die Vasokongestion, der Blutandrang in den Gefäßen bestimmter Organe. Das offenbar meistbetroffene Organ außer Penis und Klitoris war die Brust – und zwar bei beiden Geschlechtern. Dort ziehen sich zwar kleine Muskeln zusammen, welche die Brustwarzen 8 bis 12 Millimeter höher aufrichten können, doch ist die Schwellung der Brust (im Durchschnitt um 20 Prozent) auf die größere Blutfülle zurückzuführen. Mit Meßband und sicherer Hand ermittelten die Sexualforscher außerdem, daß sich ohnehin große Brustwarzen, genau wie große Penisse, durch Erektion relativ weniger vergrößern als normale. Als weiteres Beispiel für lokalen Blutandrang beobachteten Masters und Johnson während des Geschlechtsaktes eine masernähnliche Rötung der Haut, den sogenannten *sex flush*, die sich während der präorgasmischen Phase über Oberkörper und Brust ausbreitet und sofort nach dem Orgasmus wie durch Zauber verschwindet. Diese fleckige Rötung, die durch Erweiterung von Hautkapillaren zustande kommt, erscheint bei 75 Prozent der Frauen und 25 Prozent der Männer kurz vor dem Höhepunkt. Je heftiger die sexuelle Reaktion der Frau, desto umfangreicher ist dieses Erröten und desto tiefer das Rot. Bei manchen kann dieses Erröten bis über den Rücken und bis auf die Oberschenkel gehen. Bei Männern tritt das Erröten etwas später ein, ist nicht so häufig und eher auf Hals und Nacken begrenzt. Das sind unverkennbare Kennzeichen, daß die Sache dem Partner oder der Partnerin wirklich Spaß gemacht hat und sie nicht etwa nur so tun. Heute lassen sich diese Veränderungen der Durchblutung indirekt unter Verwendung komplizierter Geräte wie Wärmefühler oder Infrarotsensoren beobachten, welche die von verschiedenen Körperregionen abgegebene Wärmemenge messen, die wiederum Ausdruck ihrer Durchblutung ist. Mit speziellen Ganzkörperkameras halten Sexualforscher Temperatur und Durchblutung unbekleideter Probanden bei Masturbation oder nach Betrachtung erotischer Filme fest. Aus den Untersuchungen geht hervor, daß bei zunehmender Erregung die Bauchdecke kälter, die Haut des Oberkörpers wärmer und das Geschlechtsorgan erwartungsgemäß sehr warm wird, ein oder zwei Grad wärmer als der Körper insgesamt. Diese Abkühlung der Bauchhaut, die eine Umleitung des Bluts in die Geschlechtsorgane signalisiert, wird auch mit kleinen, auf die Haut geklebten elektronischen Sensoren oder Wärmefühlern gemessen und als einfache Methode zur Feststellung sexueller Erregung empfohlen. Ein ähnlicher Temperaturabfall tritt auch an den Fingern auf, wenn Probanden pornographische Filme betrachten, und dies wohl aus dem gleichen Grund: das Blut wird in aktuell wichtigere Körperteile umgeleitet.

La petite mort − Der kleine Tod

Selbstverständlich muß das Herz bei dieser ganzen Umverteilung von Blut, nicht nur die an die Geschlechtsorgane, sondern auch an Haut und Bewegungsmuskeln, rascher schlagen und den Puls klettern lassen: von einem Normalpuls von etwa 70 Schlägen bis auf rasende 180 pro Minute beim Orgasmus. Danach fällt der Puls wieder steil ab. Dies hat einige Sexualforscher bewogen, den Puls beim Koitus als Hinweis darauf zu deuten, daß ein Orgasmus eingetreten ist. Dieser beschleunigende Rhythmus während des Geschlechtsakts erklärt vielleicht, warum Musik wie das «Schicksalsthema» in *Carmen* mit seinen Trommelschlägen, die sich allmählich zum orgasmischen Crescendo steigern, als so erotisch gilt. Die lange Sterbeliste von Männern, die seit Attila dem Hunnenkönig einem Herzschlag während des Akts erlegen sind, sollte uns eine Mahnung sein, daß Sex kein Sitzsport ist. Wer in der glorreichen Schlacht der Geschlechter im Bette dahinscheidet, wird nach des Propheten Mohammed Meinung zum Märtyrer der Liebe.

Viele Herzspezialisten sorgen sich wegen der möglichen Überlastung des Herzens beim Akt: 20 Prozent der Infarktpatienten bekommen dabei Angina pectoris. Andererseits zeigen andere, erfreulichere Untersuchungen, daß die bescheidenere Pulsbeschleunigung, wenn ein Mann mittleren Alters mit seiner eigenen Frau verkehrt, keine Probleme aufwerfen dürfte − jedenfalls keine größeren als Treppensteigen. Problematisch wird es, wenn ein solcher Mann zu einer anderen Frau wechselt. In Japan konnten 0,6 Prozent aller plötzlichen Todesfälle auf Herzschlag während des Geschlechtsverkehrs zurückgeführt werden. In fast allen Fällen wurden die Verblichenen in Hotelzimmern entdeckt, unvermeidlich neben einer Gunstgewerblerin, die einzige Zeugin ihres Hinscheidens war. Offenbar kann die zusätzliche Erregung bei einem heimlichen Liebesabenteuer zuviel für ein Herz im mittleren Alter sein. Andere Autoren verweisen mit Recht darauf, daß derartige Sterbefälle wegen der Peinlichkeit eher vertuscht würden, sofern sie im Ehebett eintreten. Auch kann ein Ehemann, den es nach einem Seitensprung gelüstet, den Infarkt nicht schlicht dadurch vermeiden, daß er sich im Bett passiver verhält, denn eine Untersuchung von 1976 führt den Nachweis, daß die Position beim Verkehr die Belastung des Herzens kaum verändert: auch wenn der Mann unten liegt, schlägt sein Herz genauso wild. Zum Glück gibt es kaum Meldungen über einen plötzlichen Herztod oder Infarkt von Frauen während des Geschlechtsakts.

Stöhnen und Liebesarie

Arbeitende Muskeln benötigen Sauerstoff, daher das Keuchen während des Akts. Die ersten Sexualforscher beobachteten Atemfrequenzen von bis zu vierzig Atemstößen pro Minute während des Orgasmus bei Paaren im Geschlechtsverkehr. Für manche Wissenschaftler noch rätselhafter als die vertiefte Atmung war das Begleitstöhnen. Bei weiblichen Affen und in geringerem Umfange bei Menschen geht das tiefe, rhythmische Atmen beim Sex gewöhnlich mit synchronen Lautäußerungen einher. Mit hochempfindlichen Geräten wurde eine typische Liebesarie aufgezeichnet und graphisch ausgedruckt. Der Orgasmus kann bei den Weibchen beider Spezies mit lautem Schreien einhergehen, das bei unseren Affenverwandten über weite Entfernungen vernehmbar ist. Dagegen fiel an männlichen Affen und Menschen auf, daß sie sich sträubten, sich mit ihren Partnerinnen zu einem Liebesduett zu finden. Zwar grunzten sie ein paarmal, aber gewöhnlich erst beim Orgasmus.

Warum gibt es besonders bei Affen und in geringerem Umfang auch bei Menschen Lautäußerungen während des Akts? Hierfür werden zwei reizvolle Erklärungen geboten. Beim Verkehr falle es Männern zunehmend schwerer, ihre Ejakulation zurückzuhalten, wenn sie immer lautere Lustschreie ihrer Partnerin hörten. Eigentlich sollten beide zugleich zum Höhepunkt kommen, um eine Empfängnis wahrscheinlicher zu machen, weil die Scheide gerade beim Orgasmus optimal dafür geformt ist, die Samenflüssigkeit zum Muttermund zu leiten. Wie hätte die Evolution das besser gewährleisten können, als das männliche Hirn auf die erotische Bedeutung dieses sexuellen Stöhnens zu prägen? In der anderen Erklärung für die Liebesarie der Frau heißt es, sie stamme noch aus der Zeit, als wir noch auf den Bäumen gesessen hätten und die Liebe des Weibchens nicht monogam gewesen sei, sondern unweigerlich auf Gruppensex mit fünf bis zehn Männchen hinausgelaufen sei. Nach dieser Ansicht seien die

Orgasmusschreie des Weibchens für weitere begierige Liebhaber in Hörweite gedacht gewesen, die sich daraufhin in die Schlange eingereiht hätten.

Die Muskelspannung

Masters und Johnson stellten fest, daß zwei weitere körperliche Veränderungen im Zusammenhang mit Sex nicht die Genitalien betreffen. Die eine davon ist die Myotonie, eine Zunahme von Muskelkrämpfen des Körpers. Eine solche Zunahme von Muskelspannung war an regelmäßigen Kontraktionen oder Spasmen bestimmter Muskelgruppen erkennbar. Die Sexualwissenschaftler hielten fest, wie ihre Probanden beiderlei Geschlechts die Brauen zusammenzogen, die Stirn runzelten und Grimassen schnitten, während sich ihre Gesichtsmuskeln aufgrund der zunehmenden sexuellen Spannung und des Strebens nach Lösung unwillkürlich zusammenzogen. Sie stellten fest, wie sich auch die Halsmuskeln krampfartig und unwillkürlich anspannten, den Hals dabei während der ersten Phasen des Akts in mittlerer Haltung erstarren ließen und später beim Höhepunkt den Kopf nach hinten rissen. Dieses Zurückreißen wurde besonders beim obenliegenden Partner festgestellt.

In der Tat blieb bei dieser Betätigung kaum ein Körpermuskel unbeteiligt. Masters und Johnson sahen Frauen beim nahenden Orgasmus die Knie zusammenpressen. Auf dem Höhepunkt des Orgasmus beobachteten sie einen Kontrollverlust, dem Körper gehen regelrecht die Pferde durch, als habe etwas im tiefsten Inneren unseres Gehirns die Herrschaft an sich gerissen. Es ist, als folgten die Muskeln vorprogrammierten Bewegungen mit dem Ziel, die Samenflüssigkeit so tief wie möglich in die Scheide einzubringen. Der Mann fängt an, heftig und tief zu stoßen, indem er die Muskeln in den Schenkeln und im Gesäß anspannt. Damals mußten Masters und Johnson ihre Daten über Muskelspannung gewinnen, indem sie Filme kopulierender Paare analysierten. Heute verwenden die Wissenschaftler winzige Nadelelektroden in der Haut zur Aufzeichnung dieses Spannungsaufbaus. Eine inzwischen veröffentlichte Studie, in der Muskelspannung als Indikator der orgasmischen Reaktion betrachtet wurde, maß die Wirkung von Alkohol auf das sexuelle Reaktionsvermögen einer Gruppe Masturbierender. Die Untersuchung erwies (was viele Männer sicher schon wissen), daß die Probanden nach einem doppelten Whisky nicht nur schwerer zur Ejakulation kamen (es dauerte beinahe dreimal länger als sonst), sondern auch schwächere Orgasmen hatten. Auch waren diese Männer allgemein durch erotische Filme weniger erregbar.

Post coitum omne animal triste est

Ein faszinierendes Mittel der Natur, um die Wahrscheinlichkeit der Empfängnis zu erhöhen, ist die Erschlaffungsphase, die unweigerlich auf eine sexuelle Begegnung folgt, also die Zeit, wo die Liebenden nur daliegen, träge Rauchringe an die Decke blasen und ihnen verglasten Blickes hinterherstarren. Die Römer hatten einen passenden Spruch dafür – *post coitum omne animal triste est* («Nach dem Koitus ist jedes Lebewesen traurig»). Genau wie auf eine schwere Mahlzeit oft ein Schläfchen folgt, damit der Verdauungsprozeß ungestört von überflüssiger Gymnastik vonstatten gehen kann, kann das plötzliche Lösen der sexuellen Spannung im Orgasmus die Liebenden fast augenblicklich in Tiefschlaf versetzen. Manche Zyniker meinen sogar, Sex sei das beste Heilmittel gegen Schlaflosigkeit. In dieser Zeitspanne können sich die Spermien ungehindert ins tiefste Innere des weiblichen Körpers schlängeln. Jede Aktivität während dieser Zeit, besonders durch einen unersättlichen Partner, kann das Zusammenfließen der Samenflüssigkeit stören und die Chancen auf Schwangerschaft mindern.

Anale Muskelkontraktionen

Wie schon erwähnt interessierten sich Sexualwissenschaftler seit jeher für die Rolle des Afters beim Akt, besonders für die Rolle der ihn umgebenden Muskeln. Diese Muskeln hängen an dem Nervensystem, das auch die Geschlechtsorgane versorgt, und damit an den Nerven, die den männlichen wie den weiblichen Orgasmus steuern. Sexualphysiologen haben den Anus verschiedentlich untersucht. Masters und Johnson sahen einfach ungerührt sehr genau hin und erkannten, daß die Muskeln um den Anus sich zwei- bis fünfmal – ungefähr einmal pro Sekunde – zusammenzogen, wenn ihre Probanden einen Orgasmus hatten, und daß die anale Reaktion um so deutlicher ausfiel, je intensiver der Orgasmus war. Daß Dritte während des Verkehrs ihren Unterleib musterten, dürfte der Konzentration der Probanden nicht förderlich gewesen sein, und daher entwickelten Wissenschaftler andere, subtilere Formen der Datenerhebung – wie Nadelelektroden, die vorsichtig in die Muskeln um den Anus plaziert wurden, oder Analfühler, in den Anus eingeführte aufblasbare Sonden, die entsprechend der Intensität der Kontraktionen elektrische Signale aussandten, wenn sie pulsierend zusammengedrückt wurden. Mit diesem Gerät wurden verblüffende Ergebnisse ermittelt. Es wurde festgestellt, daß der männliche Anus sich während eines durchschnittlichen Orgasmus von 25,8 Sekunden nicht zwei- bis fünfmal, sondern erstaunliche fünfzehn- bis zwanzigmal zusammenzieht.

Mit Analfühlern und einem Verfahren zur Messung des Herzschlags entdeckten andere Wissenschaftler ein neues Phänomen in der männlichen Sexualbiologie – den Mehrfachorgasmus. Die meisten Männer kennen es so, daß Orgasmus und Ejakulation gleichzeitig erfolgen und danach meist eine Phase kommt, in der der Penis in Tiefschlaf fällt und (nach mindestens dreißig Minuten) erst wieder durch eine schöne Prinzessin erweckt werden kann. Aber das muß nicht so sein. Die Studie machte eine Gruppe von Glückspilzen ausfindig, die vor einer Ejakulation zwischen drei und zehn vollständige Orgasmen bekommen können – in einem Einzelfall dreißig binnen einer Stunde. Irgendwie können diese Glücklichen die Welle von Muskelkontraktionen unterdrükken, die das Ejakulat austreibt.

Besser als Aspirintabletten

In Tierexperimenten wurde nachgewiesen, daß die Schmerzschwelle bei gleichzeitiger Reizung der Geschlechtsorgane derart angehoben wird, daß man meinen könnte, den Versuchstieren sei eine große Dosis Morphium gespritzt worden. Lachgas erhöht bekanntlich die Wirkung der morphiumähnlichen körpereigenen Schmerzabwehrstoffe in unserem Gehirn, der Endorphine; in einer südafrikanischen Untersuchung wurde nachgewiesen, daß ein Atemzug dieses Gases beim Verkehr die Frauen nicht nur zum Lachen brachte, sondern auch ihre Orgasmen heftiger ausfallen ließ. Eine Behandlung mit dem Medikament Naloxon, das die Wirkung dieser Schmerzabwehrstoffe hemmt, verhindert auch den Orgasmus. Außerdem ist die Hirnregion, die den Orgasmus auslöst, zufällig auch die Region mit dem höchsten Pegel an diesen natürlichen Morphinen. Aus diesen Ergebnissen kann eindeutig geschlossen werden, daß diese chemischen Verbindungen irgendwie zuständig für die Gefühle sind, die wir beim sexuellen Höhepunkt empfinden. Wenn das stimmt, spricht es gewiß gegen die alte Ausrede «heute nicht, Liebling, ich hab Kopfweh», weil die moderne Forschung den Schluß erlaubt, daß Geschlechtsverkehr Kopfweh so gut kuriert wie ein paar Aspirintabletten.

Hormone und Geschlechtsverkehr

Geschlechtsverkehr löst tiefe Veränderungen des Hormonpegels im Blut aus. Bei Männern geht er mit einer Zunahme des männlichen Sexualhormons Testosteron im Blut einher. In der Tat kann schon die Betrachtung eines erotischen Films die Testosteronmenge in Körpersekreten wie Speichel erhöhen. Sinnigerweise ließ bei derselben Untersuchung ein Film über einen Besuch beim Zahnarzt diesen Hormonpegel ins Bodenlose fallen. Während des Orgasmus werden bei beiden Geschlechtern plötzlich große Mengen Botenstoffe ins Blut ausgeschüttet, ein Beweis für die Intensität der nervösen Erregung. Eigenartige Substanzen mit eigenartigen Namen wie VIP, die offenbar an der stärkeren Durchblutung bestimmter Organe beteiligt sind, gelangen gleichfalls ins Blut. Das Oxytozin, das ebenfalls beim Verkehr freigesetzt wird, scheint die Gebärmutterkontraktionen beim Orgasmus zu steuern und auch mit dem männlichen Orgasmus zu tun zu haben.

In einer orgasmusbesessenen Kultur wie der, in der wir heute leben, gehen Menschen mit sexuellen Problemen eher aus sich heraus, was von Forschern und Klinikern und sogar in Talkshows eifrig aufgegriffen wird. Wer Hilfe sucht und finden will, muß die körperlichen Veränderungen verstehen, die beim natürlichen und unproblematischen Verkehr eintreten. Manche Verfasser von Zukunftsromanen prophezeien eine kalte und sterile Zukunft, in der in jedem Haushalt zwischen Mikrowellenherd und Geschirrspüler eine Lustkabine steht, in der man sich auf Knopfdruck sexuelle Lustgefühle verschaffen kann. Die Körperenergie werde dann in Hirntätigkeit umgesetzt, anstatt in etwas so Primitivem wie Geschlechtsverkehr zu verpuffen. Eine Zukunft ohne Leistungsangst, sexuell motivierte Konflikte, Eifersucht, Impotenz, Frigidität − die Herrlichkeit auf Erden?

7. Der Penis, des Mannes ungehorsamer Diener

Die meisten Männer haben bereits erfahren, wie unberechenbar und scheinbar eigenwillig ihr Geschlechtsorgan sein kann. Peinlich, wenn es uns auf dem Höhepunkt des Vorspiels und trotz heftigst auffordernden Stöhnens im Stich läßt wie ein ungezogenes Kind, das sich plötzlich versteckt und nicht mehr zum Mitspielen rauskommen will. Und ein andermal dann werden wir morgens wach und finden unser launisches Anhängsel steckensteif vor, ohne daß jemand vom anderen Geschlecht auch nur entfernt sichtbar wäre, um so überraschender, wenn sich der Eigentümer lediglich an einen Traum vom gestrigen Fußballspiel erinnern kann. Bei einem jungen Mann genügt schon ein einziger Kuß, und sein bester Freund steht den ganzen Tag. Doch wird das Organ mit Ablauf der Jahre offenbar launischer, viel wählerischer und reagiert manchmal auf jedwede erotische Aufforderung regelrecht abgeneigt.

Plato schrieb: «Von Charakter ist des Mannes Geschlechtsorgan ungehorsam und eigensinnig wie ein Wesen, das dem Verstande nicht gehorchen und alles seiner wilden Begierde hörig machen will.» Allmählich erkannten die Männer die Eigenständigkeit dieses Wesens an und gaben ihm sogar Namen wie beispielsweise Willy oder Manfred. Derlei Kosenamen benutzend, schrieben Liebhaber die Schuld am Versagen im Bett dann auf «Manfred, der in letzter Zeit nicht so recht auf dem Damm ist».

Die Natur in ihrer unendlichen Weisheit hat den Mann mit einem Mehrzweckorgan ausgestattet, das sowohl dem Harnlassen wie dem Einbringen von Samenflüssigkeit in die weibliche Scheide dient. Diese platzsparende Lösung wirft allerdings Probleme auf − zum Koitus muß der Penis steif und lang sein, zum Entleeren der Blase aber schlaff. Mit einem permanent steifen Penis wären etliche Nachteile verbunden, wie man sich leicht vorstellen kann.

Reinier de Graaf formulierte es im siebzehnten Jahrhundert treffend: «Es wäre unpassend und unerhört und dem täglichen Umgang äußerst hinderlich, wenn wir wie ein Satyr wären und einen ständig steifen Penis hätten. Wenn er andererseits aber immer schlaff herunterhinge, würde das den aphrodisischen Dingen großen Abbruch tun.» Was verursacht also diese Verwandlung von dem schwachen und unscheinbaren Dr. Jekyll in den strammen und zügellosen Mr. Hyde?

Der Schaltkreis der Erektion

Wie jeder Matrose weiß, kann man einen Steifen nicht willentlich bewirken − wie eine Bewegung von Arm oder Bein −, obzwar mir allerhand über indische Fakire zu Ohren gekommen ist, die nur durch konzentrierte Nabelschau Staunenswertes mit ihrem Penis anstellen können. In Wahrheit reagiert der Penis reflexartig und kann uns deswegen damit verblüffen, daß er sich wie aus dem Nichts bemerkbar macht, wenn wir am allerwenigsten darauf gefaßt sind.

Recht anschaulich zeigt sich das Fehlen einer bewußten Beherrschung an den Erektionen im Schlaf, wissenschaftlich «nächtliche Penistumeszenz» genannt. Im Durchschnitt haben Männer alle siebzig bis hundert Minuten im Schlaf eine Erektion; die Pausen dazwischen werden mit fortschreitendem Alter länger. Hervorgerufen werden diese durch Impulsgewitter in bestimmten Nervenbahnen, die sich unserer Kontrolle entziehen. Durch Messung dieser nächtlichen Erektionen können die Ärzte zwischen verschiedenen Typen von Impotenz unterscheiden.

Die Erektion ist das Ergebnis der Reizung eines Nervenbündels, das am Ansatz des Rückenmarks dem Stammhirn entspringt. Wir wollen diese Nerven hier der Einfachheit halber als «Erektionsnerven» bezeichnen. Es gibt noch eine Gruppe von Nerven – wir wollen sie hier als Nerven zur «Zentrale» bezeichnen, die vom Kopf zum Penis führen, und genau diese sind oft die Ursache männlichen Versagens. Natürlich gibt es noch weitere Nerven, wie etwa die empfindlichen Nerven in der Eichel, die uns melden, daß da unten gerade etwas sehr Schönes passiert.

Die Erkenntnis, daß die Erektion viel mit Reflexen zu tun hat, die sich unserer Kontrolle entziehen, verdanken wir leider Unfallopfern, die seit einem Bruch ihrer Wirbelsäule querschnittsgelähmt sind. Trotz weitgehender Lähmung kommen überraschend viele dieser Männer, zwischen 80 und 90 Prozent, zur Erektion, obwohl meist jede Reizleitung zwischen dem Gehirn und dem Geschlechtsorgan zerrissen ist. Je näher zum Kopf hin der Wirbel gebrochen ist, desto wahrscheinlicher die Fähigkeit zur Erektion. Wo sonst ein sexueller Traum, der Blick auf einen nackten Schenkel, sinnliche Laute oder ein Hauch des richtigen Parfüms den Penis zum Leben erwecken (und damit zugleich beweisen, daß das Gehirn in den Schaltkreis der Erektion eingestöpselt ist), wird die Erektion bei diesen Männern mit durchtrenntem Rückenmark durch primitivere Reflexe unter der Gürtellinie herbeigeführt. Sie läßt sich etwa durch Stimulierung der Eichel mit einem Vibrator oder durch Streicheln bestimmter Reizpunkte an der Innenseite der Schenkel oder am Hodensack erreichen. In diesem Fall laufen die bioelektrischen Impulse über einen Kurzschluß von den empfindlichen Nerven im Penis an das Rückenmark und von dort wieder zurück an den Penis zu den «Aufrichtungsnerven», die die Erektion steuern. Problematisch ist dabei, daß der Penis wegen der Ausschaltung des Gehirns erst stehen und in der nächsten Minute schon wieder schlappmachen kann.

Interessanterweise treten auch bei gesunden Männern von Zeit zu Zeit Kurzschlüsse durch parallele Schaltkreise in Nachbarorganen wie der Blase auf. Impulse, daß die Blase voll ist, können auf die «Aufrichtungsnerven» überschlagen und viele Männer mit einer Erektion überraschen. Auch bei einem plötzlichen Bruch des Genicks tritt häufig eine Spontanreaktion auf. Henker mußten diese grausige Beobachtung machen. Das Phänomen ist noch nicht hinreichend erklärt, dürfte aber auf das plötzliche Abreißen der Nervenbahnen zur «Zentrale» zurückzuführen sein. Die Erektion scheint daher sowohl von Reflexen unterhalb der Gürtellinie als auch von Assoziationen im Gehirn gesteuert zu sein.

Wie die Erektion zustande kommt

Rekapitulieren wir: Unser Held ist mit der Frau seiner Träume zusammen. Nach einem Abend mit Wein und romantischer Musik, die Hemmungen abbauen, sind sie endlich allein. Der Anblick ihrer kußbereiten Lippen und ihrer schwellenden Brüste, das Wahrnehmen moschusartiger Gerüche, ihr tiefes Stöhnen, der Körperkontakt zu ihr führen allesamt zu elektrischen Impulsen aus seinen Sinnesregionen in eine primitive Gehirnregion, das sogenannte Stammhirn. Das ist das Tier in uns allen, eine der ersten Hirnregionen, die sich herausbilden – jener Teil des Gehirns, der die körperlichen Reflexe von Angst, Hunger, Durst, Wut und natürlich auch Sexualität steuert. Doch während diese Empfindungen im Stammhirn unterwegs sind, werden erst noch andere Hirnregionen «abgefragt». Diese anderen Hirnregionen sind die «Gedächtnisspeicher», die Assoziationszentren (sind die körperlichen Signale, die er von ihr empfängt, wirklich eine Aufforderung zum Verkehr?), Bewußtseinszentren für Moralität und Schuldgefühl (ist es überhaupt recht, was er da gerade macht? Was würde seine Frau dazu sagen?), Zentren für Selbsteinschätzung (ob er wohl gut sein wird? Was erwartet sie von ihm?). Wenn das primitive Zentrum anschließend grünes Licht bekommt, übernimmt das «Ungeheuer», und Impulsketten rasen ihm nach einem Muster, das vor Jahrmil-

lionen im Gehirn angelegt wurde, wie Schnellzüge das Rük-
kenmark hinunter. Die «Erektionsnerven» veranlassen, daß
der Penis steif wird. Eine Berührung durch die Frau in der
Geschlechtsregion löst Reflexe aus, welche die Erektion weiter verstärken — zumindest vorübergehend. Wie wir noch
sehen werden, sind die tückischen Nervenbahnen zur «Zentrale» ständig beteiligt.

Eine Sache des Flüssigkeitsdrucks

Wie schaffen es diese «Erektionsnerven», den Penis steif
werden zu lassen? In Philosophien des Orients wurde eine
Verbindung zwischen Atmung und Sexualität hergestellt.
Manche trieben diesen Glauben einen Schritt weiter und
behaupteten, die Erektion müsse etwas mit Luft zu tun haben
wie das Aufpumpen einer Blase. Impotenz war somit einfach
durch ein Leck zu erklären. In manchen Gesellschaften waren
sogar Hülsenfrüchte wie Erbsen und Bohnen verboten, weil
man glaubte, sie blähten auch das Geschlechtsorgan.

Im Mittelalter schrieb Albertus Magnus, die Erektion
werde von einer Substanz verursacht, die er «Venositas»
nannte, ein Gas oder eine Flüssigkeit (er war sich da nicht so
sicher), welche «Wärme in die Geschlechtsregion leitet und
verursacht, daß das männliche Organ anschwillt und steif
wird». Einige Griechen, die sich vermutlich besonders für
Mechanik interessierten, hatten zuvor den genialen Einfall
beigesteuert, die Hoden wirkten wie eine Art Gegengewicht,
um den Penis in den richtigen Anstellwinkel für das Eindringen zu bringen.

Heute wissen wir, daß der menschliche Penis mit Flüssig-
keitsdruck funktioniert. Im Penisschaft befinden sich drei
zylindrische Schwellkörper aus Schwammgewebe, zwei große
beidseitig der Harnröhre, umgeben von einer Bindegewebshülle, die sie an zu großer Ausdehnung hindert. Der dritte
liegt um die Harnröhre und verbreitert sich vorn und bildet

den Kopf des Penis – die Eichel. Es ist wichtig, sich klarzumachen, daß Penisschaft und Eichel völlig getrennt mit Blut versorgt werden, was auch erklärt, warum sich die Eichel auf dem Höhepunkt sexueller Erregung normalerweise etwas weicher anfühlt als der Schaft. Die Hohlräume in diesem zylindrischen Schwammgewebe sind von einer dünnen Muskelschicht umgeben, die sie zusammenpreßt, wenn sie kontrahiert. Wegen des Durchblutungswiderstands dieser zusammengedrückten Hohlräume fließt Blut, das in den Penis will, gleich wieder hinaus, und die kleinen Arterien zwischen den Hohlräumen im Schwammgewebe bleiben so «trocken», daß sie korkenzieherförmig aufgerollt sind. Auf solche Art schlapp gehalten wird der Penis durch Nerven zur «Zentrale», die zugleich «Streßnerven» sind. Genau diese Nerven sind auch für die Produktion von Adrenalin zuständig und sind mit dem Schaltkreis verbunden, der anspringt, wenn man erschrickt oder wütend wird. Wenn man eine Meßelektrode in einen schlaffen Penis einführen würde, würde man Entladungen knattern hören, weil diese Nerven ein Dauerfeuer von Impulsen abgeben, um zu verhindern, daß sich das Schwammgewebe mit Blut füllt.

Die «Erektionsnerven» lösen die Erektion unter anderem dadurch aus, daß sie die Wirkung der Nerven zur «Zentrale» stören, indem sie einen chemischen Stoff erzeugen, der sie blockiert. Eine chemisch ähnliche Verbindung kann direkt in den Penis injiziert werden und dasselbe bewirken, indem sie eine Erektion erzeugt, die von einer echten nicht zu unterscheiden ist. Problematisch ist dabei, daß die Nerven zur «Zentrale» viel kompetenter beim Einfahren des Periskops sind als die andern beim Ausfahren. Die «Erektionsnerven» haben nämlich nicht die geringste Chance, wenn beide Nervengruppen rechtzeitig eingeschaltet sind: der Penis bleibt schlaff. Das ist der Grund, warum Gefühle oder Emotionen, welche die Impulse in diesen «Streßnerven» stärken, etwa Lampenfieber (werde ich gut sein?), Schuldgefühle oder Angst (kommt ihr Mann etwa bald heim?), die große Gelegenheit so wirksam vermasseln können. Auch wenn man durch Probleme am Arbeitsplatz, Geldschwierigkeiten oder Fußballergebnisse abgelenkt ist, kann der Penis aus dem Gleichgewicht geraten. Dieselben «Streßnerven» sind auch für das merkwürdige Phänomen zuständig, daß der Penis nach einem Bad im eiskalten Meer zum Nichts zusammenschrumpft.

Wenn sich die «Erektionsnerven» schließlich durchsetzen und die Wirkung ihrer Gegenspieler aufheben, erschlafft die Muskelschicht im Schwammgewebe, blähen sich die Hohlräume und dehnen sich die Korkenzieherarterien, während sie sich mit Blut füllen. Indem sie sich ausdehnen, drücken die blutgefüllten Hohlräume die Venen, die das Blut aus dem Penis hinausbefördern, fast platt und stabilisieren dadurch die Erektion. Deswegen kann man das Blut nicht aus dem Penis hinauspressen, wenn er erst einmal steht. Wenn diese Venen durchlässig werden, weil sie nicht genug an die Bindegewebshülle des Penis gepreßt werden, droht am Horizont der Fluch der Impotenz. Schließlich kontrahiert auch eine Muskelgruppe in der Peniswurzel, um das bluterfüllte Schwammgewebe fast bis zum Bersten zu dehnen, wodurch der Penis nicht nur größer, sondern auch steif genug wird, um mühelos in die Scheide zu gleiten.

Vakuumpumpen

Die Herstellung von Vakuumpumpen zur Vergrößerung der Erektion ist in vielen Ländern heute eine «Wachstumsindustrie». Das Verfahren beruht auf dem Prinzip, daß man durch ein Vakuum um den Penis weiteres Blut in das Schwammgewebe saugen und es maximal dehnen kann.

Behauptungen mancher Hersteller − man könne das erigierte Organ damit um zehn Zentimeter verlängern − sind mit äußerster Vorsicht zu genießen. Nicht unerwähnt bleiben sollte, daß man dieselbe Wirkung erzielt, wenn man sein

Organ regelmäßig zum Verkehr benutzt. De Graaf erkannte bereits im siebzehnten Jahrhundert: «Wer oft genug auf dem Schlachtfeld der Venus kämpft, wird allemal gewahr, daß häufiges Copulieren den Penis ordentlich vergrößert.» Viel später schrieb Magnus Hirschfeld: «Längere Indifferenz gegenüber dem primären Geschlechtstrieb schwächt den Geschlechtsapparat allmählich durch mangelnden Gebrauch und läßt ihn schließlich funktionsunfähig werden. Der Penis ist ein muskulöses Organ, das wie alle Muskeln trainiert werden muß, um funktionsfähig zu bleiben.» Die Botschaft heißt: Je öfter man ihn gebraucht, desto größer wird er. Die gesteigerte Produktion von Testosteron, die bekanntlich nach jedem Geschlechtsakt einsetzt, könnte bedeuten, daß der Verkehr den Penis nicht nur physisch trainiert, sondern auch seinem Gewebe eine Hormondosis verpaßt, die diesen Prozeß begleitend unterstützt.

Störungen der Erektion

Sogar wenn eine Erektion durch Einspritzen eines Medikaments in den Penis künstlich erzeugt wird, ist sie unter Vollnarkose stärker als bei eigenhändiger Injektion im trauten Heim. Der Grund liegt darin, daß die Störtätigkeit der Nerven zur «Zentrale» bzw. der «Streßnerven» durch den allgemeinen Trubel um uns herum anschwillt und damit das Erektionsniveau dämpft. Wenn ein Kind nachts brüllt und seine Eltern mitten im Akt unterbricht, genügt das schon, um den Vater die ganze Nacht abzuhalten. In Untersuchungen von Masters und Johnson reichte das Läuten einer Glocke oder das Auftauchen eines neuen Gesichts während des Geschlechtsakts aus, um eine Erektion zusammenfallen zu lassen. Andererseits beschwichtigen intimes Vorspiel, ein ruhiges Zimmer, die sanften Klänge von Ravels *Bolero* und Moschusparfüm die Aktivität der «Streßnerven» und gestatten den «Erektionsnerven», eine Erektion zu erzeugen.

Der Erregungsanzeiger

Weil er eine Erektion bekommt, kann man die sexuelle Reaktion des Mannes viel leichter beobachten und aufzeichnen als die der Frau. In heutigen Labors ist es eine relativ einfache Sache, einen Dehnungsmesser um den Penis zu legen und zu messen, um wieviel sein Gummibändchen in verschiedenen Situationen gestreckt wird. Dank solcher Sensoren sind in den letzten Jahren interessante Daten darüber veröffentlicht worden, was einen Durchschnittsmann oder einen abartig Veranlagten erregt. Mit dieser Technik werden die Reaktionen von Päderasten auf Bilder nackter Kinder und von Vergewaltigern auf sexuelle Gewaltszenen untersucht.

Interessant für die Anwendung dieses Erektionsmessers war die Fragestellung, ob sich das Betrachten von zuviel Pornographie auf die Erektionsfähigkeit auswirke. Freiwillige Probanden sahen sich drei Wochen lang jeden Tag neunzig Minuten lang pornographische Bildwerke an und wurden einmal wöchentlich mit dem Dehnungsmesser überprüft. Ergebnis: Die Erektion, welche die Männer anfangs als Reaktion auf Pornos bekamen, ging im weiteren Verlauf der Untersuchung allmählich zurück. Als die Männer nach acht Wochen Pause erneut getestet wurden, waren ihre Erektionen genauso stark wie zu Beginn der Studie. Andere Autoren wiesen nach, daß vier zehnminütige Pornofilme, verteilt über eine Woche, keine nachteiligen Auswirkungen auf die Erektionsfähigkeit hatten. Zu viele Pornos tun dem Sexualleben eines Mannes also vielleicht gar nicht so gut.

Moderne Meßtechniken haben außerdem erwiesen, daß Alkohol die Zeit bis zur Erektion verkürzt und die Zeit bis zum Orgasmus verlängert. Sie haben enthüllt, daß die Größe der Erektion, die Männer im Schlaf bekommen, in direkter Beziehung zum männlichen Hormonpegel im Blut stehen kann. Langsam, aber sicher werden die Geheimnisse, die die Männer jahrtausendelang für sich behalten konnten, werden ihre Schwächen, ihre sexuellen Ängste offengelegt.

8. Wenn es kommt: der sexuelle Höhepunkt

Der sexuelle Höhepunkt des Mannes ist im Gegensatz zu dem der Frau ein unvermeidlicher Bestandteil des Geschlechtsakts. Wie lange er den Höhepunkt hinausschieben kann, kann das Bild eines Mannes zum Denkmal erhöhen oder in winzige Fetzen zerflattern lassen. Die moderne Gesellschaft stellt unerfüllbare Forderungen an unseren männlichen Helden. Er muß nicht nur die nötige Ausstattung vorweisen und sie richtig benutzen können, sondern auch titanischen Willen aufbringen, um alle primitiven Reflexe zu unterdrücken, die ihm melden, daß der Vesuv gleich ausbricht. Der Trick ist, den Verstand so lange über die Materie zu setzen, bis ihm seine mittlerweile auf ihre Kosten gekommene Partnerin zu verstehen gibt, daß er seine Rakete endlich in den Weltraum abschießen darf. Wie kommt die Ejakulation zustande, und welchen Einfluß hat sie auf den männlichen Orgasmus?

Das Ejakulat sammelt sich

Zum Abgeben der Samenflüssigkeit gehört zweierlei: die Emission, die wir hier einmal mit dem Laden eines Gewehrs vergleichen wollen, und die Ejakulation, die in unserem Bild dem Abfeuern entspricht. Der Lauf wäre dann die Harnröhre. Am einen Ende der Harnröhre sitzt die Blase mit zwei Ringmuskeln am Blasenausgang — einem inneren und einem äußeren Verschluß mit einer Kammer dazwischen, dem Gewehrschloß. Die Emission erfolgt, wenn diese Kammer mit den Sekreten aus den verschiedenen Geschlechtsdrüsen geladen wird. Wie in späteren Kapiteln beschrieben, geben die verschiedenen Geschlechtsdrüsen ihren Inhalt nicht genau zeitgleich in die Harnröhre ab: zuerst ist die Prostata dran, dann steuern die Hoden das ihre bei, und zum Schluß kommen die Bläschendrüsen, fälschlicherweise auch «Samenbläschen» genannt.

Die männlichen Geschlechtsorgane

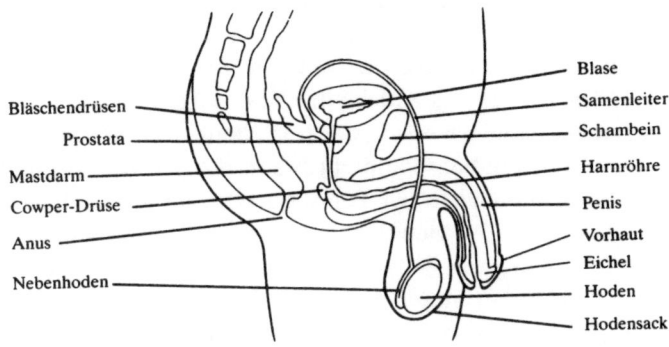

Bläschendrüsen

Prostata

Mastdarm

Cowper-Drüse

Anus

Nebenhoden

Blase

Samenleiter

Schambein

Harnröhre

Penis

Vorhaut

Eichel

Hoden

Hodensack

Für das Laden scheinen wir unser Hirn nicht zu benötigen. Es ist nämlich im Grunde ein lokaler Reflex, der durch Empfindungsnerven um den Penis in einer «Feuerleitstelle» im Rückenmark ausgelöst wird, die etwa auf halbem Wege zwischen Stammhirn und erster Rippe liegt. Durch Ansetzen eines Vibrators direkt unter der Eichel kann man den Reflex auslösen und auf diese Weise z. B. Sperma von Querschnittsgelähmten erhalten, wenn die Ehefrau eine künstliche Befruchtung wünscht. Natürlich kann auch die «Feuerleitstelle» beteiligt sein und ist es häufig auch. Eine Emission findet nämlich auch bei Männern mit amputiertem Penis statt, bei denen dieser sensorische Reflex nicht zustande kommen kann. Bei manchen Männern mit geschädigtem Rückenmark, bei denen die Nervenimpulse nur im Einbahnverkehr von oben nach unten verlaufen, läßt sich die Emission auch durch Betrachten erotischer Filme auslösen. Im Kinsey-Report wurden drei oder vier Männer ermittelt, die ohne jede genitale Manipulation allein schon dadurch ejakulieren konnten, daß sie sich auf sexuelle Phantasien konzentrierten.

Dank der Nerven, die ein Zusammenziehen der Geschlechtsdrüsen bewirken, fließen die Sekrete durch kleine Seiteneinlässe in die geschlossene Kammer. Während dieses Prozesses machen die Nerven, die das Öffnen und Schließen der inneren und äußeren Kammerverschlüsse steuern, jetzt beide absolut dicht. Die Steuerzentrale der Nerven, die den der Blase nächstliegenden inneren Verschluß zumachen, liegt ebenfalls im Rückenmark, ein wenig tiefer als die «Feuerleitstelle». Im Normalzustand bleibt diese Öffnung zur Blase offen; sie schließt sich erst in der sexuellen Erregung und bei der Emission. Deshalb kann ein Mann nur schwer oder gar nicht durch seinen steifen Penis pinkeln. Die Wände der Kammer erschlaffen ganz kurz, damit sie die Samenflüssigkeit aufnehmen kann. Wenn sie durch diese wieder gedehnt werden, senden uns ihre Nerven das Gefühl der Unvermeidlichkeit ins Gehirn, es ist der Punkt erreicht, wo die Sache unumkehrbar wird. Davor kann die Zentrale im Gehirn den Countdown der Leitstelle im Rückenmark verzögern. Hierfür haben die meisten Männer unterschiedliche Techniken, etwa Kopfrechnen oder an die nächste Steuererklärung denken. Taucht jedoch plötzlich ein eifersüchtiger Ehemann auf, geht das nicht endlos, und wenn die Kammer einmal geladen ist, müssen wir «abfeuern».

Die Ejakulation

Der Prozeß der Ejakulation, bei dem die Samenflüssigkeit aus dem Penis ausgestoßen wird, ist wie die Emission ein komplizierter Reflex, der von einem hochkoordinierten und zeitlich genau abgestimmten Strom von Nervenimpulsen abhängig ist, die von einem Zentrum im Rückenmark ausgehen. Dieses Zentrum wird aktiviert, wenn die Kammer mit Samenflüssigkeit geladen ist.

Muskeln an der Peniswurzel drücken durch drei- bis siebenmalige Kontraktion in Intervallen von 0,8 Sekunden auf die Kammer. Zugleich erschlaffen die Muskeln der äußeren Öffnung der Druckkammer für einen kurzen Moment. Die Beckenmuskeln ziehen sich krampfartig zusammen und treiben so die Samenflüssigkeit unter hohem Druck aus. Bei einer Schädigung der Muskeln stellt sich zwar das Gefühl der Unvermeidlichkeit ein, weil die Emission funktioniert, doch sikkert die Samenflüssigkeit nur heraus, und der Orgasmus verläuft nicht so heftig. Die Samenflüssigkeit spritzt gewöhnlich 15 bis 20 Zentimeter weit, doch sind auch Distanzen von über einem Meter bekannt. In dieser Hinsicht würden sich die Siebzehn- bis Neunzehnjährigen die Goldmedaille in der Sexolympiade holen. Mit zunehmendem Alter nimmt die Menge der Samenflüssigkeit ab, wird die Austreibungskraft schwächer und der Orgasmus zu einem schwachen Abklatsch dessen, was er einst war.

Die vorzeitige Ejakulation

Wenn Tiere sich selbstvergessen paaren, werden sie leichte Beute für jeden zufällig daherkommenden Fleischfresser. Weil ausstirbt, wer zu lange braucht, hat die Natur bei den meisten Spezies das Männchen so programmiert, daß empfindliche Rezeptoren an der Penisspitze schon kurz nach dem Eindringen in die Vagina die Ejakulation per Reflex auslösen. Die beiden lösen sich rasch wieder voneinander und können sich einzeln davonmachen, wenn ein Raubtier erscheint. Freilich gibt es auch Ausnahmen. Viele haben schon gesehen, wie es Hunden geht, wenn sie sich bei der Paarung verhaken, obzwar ein Eimer kaltes Wasser hier meist Wunder wirkt! Auch der Eber scheint unbesorgt, wenn er die Sau besteigt, denn er schläft häufig nach der Ejakulation auf ihr ein − und ist dann wohl kaum fluchtbereit zu nennen. Im allgemeinen jedoch passiert die Ejakulation aufgrund unbeherrschbarer Rückenmarksreflexe bei Affen wie Gorillas und Schimpansen schon Sekunden nach dem Eindringen.

Wie aber ist es beim Menschen? Männer ejakulieren zwischen zehn Sekunden und drei Minuten nach Beginn, durchschnittlich nach zwei Minuten. Das entspricht zwischen dreißig und sechzig Beckenstößen. Ob man zu den Hundertmeter- oder Marathonläufern gehört, schwankt nach Lebensalter und Umständen. Je älter der Mann ist, desto länger kann er seine Ejakulation hinauszögern, was sich zum Teil durch die geringere Empfindlichkeit seiner Eichel erklärt. Andererseits können neue Umstände, etwa eine neue Partnerin oder Verkehr nach langer sexueller Enthaltsamkeit jeden, ungeachtet seines Alters, zum olympiareifen Sprint befähigen.

Zu den gewünschten Attributen des guten Liebhabers gehört, daß er seine Ejakulation zumindest so lange hinauszögern kann, bis seine Partnerin Befriedigung erlangt hat. Dazu muß der primitive Reflex vom Penis unterdrückt werden, vermutlich durch Heben der Reizschwelle des Ejakulationszentrums im Rückenmark. In unserer modernen, sexuell emanzipierten Gesellschaft geraten die Männer zunehmend unter Druck, diesen Reflex, der in Jahrmillionen einer natürlichen Evolution entstanden ist, zu unterdrücken. Manche Männer schaffen das offenbar ganz gut, aber andere können nicht gegen ihre vorschnellen Rückenmarksreflexe an.

Klinisch wird dieses Leiden, auch als *ejaculatio praecox* bezeichnet, wie folgt beschrieben: «Die Ejakulation tritt ein, bevor der Patient es wünscht, weil er seine Ejakulation und seinen Orgasmus während des Akts wiederholt und hartnäckig nicht willentlich beherrschen kann.» Wichtig sind hier die Adjektive «wiederholt» und «hartnäckig», wodurch die Unzahl von Männern ausscheidet, denen nur in der ersten Nacht eine solche vorzeitige Ejakulation passiert. Bevor der Arzt den Patienten mit dem Etikett *ejaculatio praecox* abstempelt, muß er erfragen, wie neu die Partnerin ist, wie häufig der Verkehr sonst ist und wie lange er dauert, und wie alt der Mann ist. Ein Achtzehnjähriger, der jeden Abend eine andere Partnerin hat, das Vorspiel auf eine Stunde ausdehnt und dann vorzeitig ejakuliert, ist nicht gerade anomal. Gewöhnlich hat ein Mann mit echter *ejaculatio praecox* nie gelernt, seine Reflexe willentlich zu beherrschen und schon immer beim geringsten Reiz «losgeschossen». Er hat vielleicht ein so schlechtes Selbstbild als Liebhaber, daß er den Verkehr sogar meidet. Die Partnerin fühlt sich womöglich abgelehnt und ist schrecklich unglücklich, weil sie die schnelle Ejakulation gar als Zeichen der Abneigung ihres Liebhabers deutet, wohingegen er sich schuldig und unter Druck gesetzt fühlt. Manche Psychoanalytiker behaupten immerhin, vorzeitige Ejakulation spiegle eine tiefsitzende Frauenfeindlichkeit des Mannes wider, den unbewußten Wunsch, die Partnerin um ihre Lust zu bringen. Eine Minderheit von Männern hat nur in bestimmten Situationen Probleme, womöglich jedesmal, wenn sie mit einer bestimmten Partnerin zusammen sind. Dies unterstreicht, daß die meisten Männer normalerweise ihre Orgasmen hinauszögern. Interessanterweise hat der verbreitete Aberglauben, Salzverschütten bringe Unglück, auch eine sexuelle Bedeutung. Nach Ansicht mancher Psychoanalytiker steht das Salz symbolisch für die Samenflüssigkeit des Mannes, und das Verschütten, die vorzeitige Ejakulation, kann der unbewußten Angst entspringen, als schlechter Liebhaber abgetan zu werden.

Was man gegen vorzeitige Ejakulation tun kann

Die meisten Männer haben ihre eigenen Tricks, eine verfrühte Ejakulation zu unterdrücken. Die übliche Methode ist, sich während des Akts konzentriert abzulenken, etwa von einundneunzig rückwärts zu zählen, an unangenehme Leute zu denken wie die Schwiegermutter oder den Chef. Andere versuchen, den Penis durch ein besonders dickes Kondom oder Einsprühen bestimmter Stellen mit einem Betäubungsspray unempfindlicher zu machen. Der verstorbene Ali

Khan, der an extrem vorzeitiger Ejakulation litt, fand eine eigenwillige Lösung: Er stellte sich den Champagnerkübel neben das Bett und faßte im kritischen Moment mit der Hand ins Eiswasser. Die Chinesen entwickelten verschiedene Methoden, die Ejakulation zu verzögern. Eine bestand zum Beispiel darin, sich in die rechte Brustwarze zu kneifen und dabei mit den Zähnen zu knirschen. Bei der anderen wurde drei bis vier Sekunden lang mit drei Fingern eine Hautstelle zwischen Hodensack und After gekniffen. Diese letztere Methode war beliebter, weil man dabei nicht zu unterbrechen brauchte.

Heute werden von den meisten Sexualtherapeuten zwei Methoden empfohlen: a) das von Masters und Johnson neu entwickelte «Quetschen» und b) die von Semans erstmals 1950 beschriebene «Aufhörtechnik». In beiden Fällen spielt die Partnerin eine wichtige Rolle in der Therapie. Beim «Quetschen» zieht der Mann den Penis heraus, wenn er spürt, daß es ihm sonst gleich kommt. Die Partnerin faßt schnell den Penis, den Daumen auf der Unterseite der Eichel und zwei Finger um den Schaft, und quetscht ihn sanft. Dadurch werden Nerven angesprochen, die die Impulsübertragung an das Ejakulationszentrum im Rückenmark verhindern. Außerdem geht die Erektion zurück, um 10 bis 100 Prozent je nachdem, wie stark der Penis gequetscht wird. Die zweite Therapie beruht darauf, daß der Mann allmählich seinen Ejakulationsreflex beherrschen lernt. Sie unterteilt sich in mehrere Phasen: Vorspiel mit Verkehr; Verkehr mit der Frau oben; und schließlich Verkehr mit dem Mann oben. Dabei hört der Mann jedesmal auf, wenn er spürt, daß er gleich ejakulieren muß. Er fängt erst wieder an, wenn er spürt, daß er wieder Herr der Lage ist. Begründet wird das damit, daß man so allmählich lernt, rechtzeitig die Signale seiner Geschlechtsorgane wahrzunehmen und seine Reflexe zu steuern.

Da die vorzeitige Ejakulation ein Problem kontrollierten Verhaltens ist, wird allgemein nach der Therapie eine Erfolgsquote von nahezu 90 Prozent prognostiziert. Problematischer ist eine relativ kleine Schar von Männern, bei denen die vorzeitige Ejakulation nach einigen Jahren mit derselben Partnerin eintritt und kein einleuchtender psychologischer Grund erkennbar ist. In solchen Fällen sollte eine Untersuchung durch einen Andrologen oder Neurologen erfolgen. Es heißt, vorzeitige Ejakulation sei eines der ersten Anzeichen drohender Impotenz. Wer seine Erektion nach dem Eindringen rasch verliert, lernt nämlich schneller ejakulieren, ohne sich klarzumachen, was das eigentliche Leiden ist. Auch manche Fälle von chronischer Prostatavesikulitis gehen mit vorzeitiger Ejakulation einher, weil die chronische Entzündung die Nerven am Blasenausgang überempfindlich macht und bewirkt, daß der Reflex viel schneller als normal ausgelöst wird. Andere, schlimmere Ursachen sind Tumore des Rückenmarks oder multiple Sklerose. Wenn der Mann mit offenem Rückenmark (Spina bifida) geboren wurde, kann diese Funktionsstörung der Nerven schon bei der ersten Ejakulation zutage getreten sein. Da somit auch physiologische Gründe für die vorzeitige Ejakulation vorliegen können, müssen alle Fälle eines Auftretens in späteren Jahren unbedingt gründlich untersucht werden.

«Blindschüsse»

In welche Richtung das Ejakulat aus der Kammer ausgestoßen wird, hängt davon ab, wie dicht die inneren und äußeren Verschlüsse sind. Wenn der innere Verschluß hermetisch geschlossen ist und der äußere richtig funktioniert, schießt das Ejakulat in die richtige Richtung. Bleibt der äußere Verschluß meistens offen, entsteht in der Kammer nicht genug Druck und die Samenflüssigkeit sickert nur heraus. Ist der innere Verschluß schwach und der äußere normal, folgt die Samenflüssigkeit dem Prinzip des geringsten Widerstands und schießt als sogenannte retrograde Ejakulation in die Blase. In solchen Fällen kann der Samen beim nächsten

Harnlassen gerettet, gewaschen und bei ausreichender Qualität zur künstlichen Befruchtung der Partnerin verwendet werden.

Merkwürdiges passiert auch sogenannten normalen Männern. Nachdem er gerade seinen Sohn verloren hatte, ejakulierte ein Mann plötzlich bei jedem Verkehr mit seiner Frau in seine Blase, zeigte jedoch beim Masturbieren eine normale Ejakulation. Aufgrund unbewußter Assoziationen öffnete er unwillkürlich den inneren Kammerverschluß und leitete sein Ejakulat um. Andere Autoren beschreiben Männer, die unbewußt ihr Ejakulat teilen und dabei die erste Hälfte nach draußen und die zweite Hälfte mit den Spermien nach drinnen in die Blase entlassen. Ein weiteres Phänomen ist das «trockene Ejakulat». In diesem Fall entleeren die Geschlechtsdrüsen aufgrund bestimmter Nervenerkrankungen keine Sekrete in die Kammer. Wie wir noch sehen werden, können sowohl das trockene als auch das retrograde Ejakulieren von einem Orgasmus begleitet sein, allerdings von schwankender Intensität.

Ein «trockenes Ejakulieren» kann auch bei normalen Männern nach wiederholten Ejakulationen vorkommen. Ein Mann gibt nämlich nach vier oder fünf Orgasmen im Verlauf mehrerer Stunden normalerweise schon deswegen einen «Blindschuß» ab, weil seine Geschlechtsdrüsen inzwischen leer sind. Macht er trotzdem weiter, kann der nächste Orgasmus viel länger dauern und von einem Gefühl des Bauchwürgens und dem Aussickern einer wäßrigen, bisweilen blutigen Flüssigkeit begleitet sein. Casanova protzte mit seinem selbsterfundenen Spitznamen «Monsieur Sixfois», weil er angeblich bei einem Beischlaf sechs Ejakulationen bekommen konnte. Als höchste Zahl sind von Kinsey zuverlässig acht Ejakulationen verbürgt, die ein neununddreißigjähriger Schwarzer bei einer Gelegenheit schaffte.

Es gibt auch naheliegendere Gründe, warum Männer plötzlich «Blindschüsse» abgeben. Die häufigste Ursache ist eine Schwächung der Kammerverschlüsse nach Prostataoperationen. Bei der heute häufigsten Prostataoperation wird der Mittelteil der Drüse durch den Penis entnommen, etwa wie das Kernhaus aus einem Apfel. Danach besteht eine vierzig- bis fünfzigprozentige Wahrscheinlichkeit retrograder Ejakulation. Das ist immerhin besser als vor zwanzig Jahren, als die Prostata noch in einer Bauchhöhlenoperation vollständig ausgeräumt wurde, wonach 95 Prozent der Operierten eine retrograde Ejakulation bekamen. Auch wegen Hodenkrebs operierte Männer bekommen häufig Störungen der Ejakulation, die meist retrograd wird, weil bei der Entfernung der Lymphknoten in der Leiste die Nerven beschädigt werden, die den inneren Verschluß der Kammer versorgen. Zum Glück kann bei manchen dieser Männer der innere Verschluß chirurgisch oder durch bestimmte Medikamente wieder gedichtet werden. Operationen am absteigenden Ast der Aorta können aus denselben Gründen zu ähnlichen Störungen führen. Einer der Nachteile des Diabetes ist, daß er häufig mit Nervenschäden einhergeht, die nicht nur zu Impotenz, sondern auch zu Ejakulationsproblemen führen können. Eine ganze Reihe von Krankheiten kann nämlich «Laden», «Abfeuern» und Ausstoßrichtung der Samenflüssigkeit stören oder blockieren.

Alkohol und bestimmte barbiturathaltige Medikamente können die Emission und die Ejakulation verzögern, indem sie die Impulsgeschwindigkeit der Rückenmarksnerven dämpfen. Hochwirksame Medikamente zur Behandlung von Bluthochdruck, von Psychosen, Angstzuständen und Depressionen können eine retrograde Ejakulation verursachen, wenn sie die Funktion der Nerven für das Öffnen und Schließen der Kammerverschlüsse beeinträchtigen.

Der Orgasmus: das höchste Ziel

Während Emission und Ejakulation als die mechanische Seite des männlichen Höhepunkts betrachtet werden, wird der Orgasmus als dessen sinnlicher Ausdruck angesehen. Seltsam ist dabei, daß der Orgasmus äußerst schwer zu beschreiben ist und seine Intensität bei verschiedenen Menschen wahrscheinlich sehr verschieden ist. Wenn jemand behauptet, es sei «wie ein Erdbeben» gewesen, können andere damit manchmal nichts anfangen.

Der Orgasmus wird als einzigartiges Erleben, als Abheben von der unmittelbaren äußeren Wirklichkeit beschrieben. Kinsey notierte: «Beim Orgasmus bleiben manche Probanden sekundenlang oder manchmal sogar minutenlang bewußtlos.»

Eine etwas abenteuerliche Studie behauptet, ein Orgasmus könne schon dadurch ausgelöst werden, daß man mit einer Elektrode elektrische Impulse in eine bestimmte Hirnregion gebe. In Affenhirnen wurde nämlich ein «Lustzentrum» ermittelt, das über eine implantierte Sonde an einen Schalter angeschlossen werden kann. Wenn man Tieren mit solchen Elektroden im Hirn die Möglichkeit eröffnete, den Lustreiz durch Niederdrücken eines Hebels auszulösen, brachten sie die gesamte Zeit damit zu und kümmerten sich nicht mehr um andere Dinge wie Fressen, Trinken und Schlafen. Es ist daher reizvoll, Vermutungen darüber anzustellen, ob Menschen ein ähnliches Lustzentrum haben.

Bei bestimmten Formen von Epilepsie, die mit anomalen elektrischen Gehirnwellen einhergehen, können die Anfälle Orgasmen ohne Ejakulation auslösen. Außerdem zeigte die Analyse der Gehirnwellen masturbierender Probanden, daß sich das Muster der Hirnwellen beim Orgasmus ganz spezifisch verändert. Seltsamerweise wurden mehr elektrische Entladungen in der rechten als in der linken Hirnhälfte festgestellt; ein Grund ist bisher nicht bekannt. Ungeachtet solcher Forschungsergebnisse wissen die meisten Männer genau, daß sich beim Orgasmus auch weiter unten angenehme Gefühle ausbreiten. Bei Frauen ist der Orgasmus von Wellen lustvoller Kontraktionen nicht nur der Scheide, sondern auch der Gebärmutter begleitet. Gebärmutter und Scheide kontrahieren nämlich vier Sekunden, nachdem eine Frau subjektiv den nahenden Orgasmus gespürt hat, alle 0,8 Sekunden, im Durchschnitt drei- bis fünfzehnmal.

Bei Männern gehen die Lustempfindungen beim Orgasmus auch mit Aktivitätswellen in den geschlechtlichen Nebendrüsen und im Penis längs der Harnröhre einher. Und wie bei den Frauen wurde mit speziellen Muskelsonden festgestellt, daß der Orgasmus ein paar Sekunden vor der Ejakulation einsetzt. In anderen Worten muß man als Mann nicht unbedingt zur Ejakulation kommen, um einen Orgasmus zu erleben. Beides kann unabhängig voneinander eintreten. Wir haben bereits gehört, daß es Männer gibt, die für jede Ejakulation multiple Orgasmen haben können, und häufig haben auch Knaben schon vor der Pubertät multiple Orgasmen, also bevor die Ejakulation überhaupt einsetzt. Außerdem haben viele Männer Ejakulationen ohne Orgasmus, was auch dem Durchschnittsmann gelegentlich widerfahren kann. Sagen läßt sich nur, daß der Orgasmus ohne Emission und Ejakulation nicht normal und ganz gewiß nicht so heftig ist.

Jahrelang sind mancherlei Theorien zur Erklärung des männlichen Orgasmus aufgestellt worden. Eine der modernsten davon betrachtet ihn als Zusammenwirken einer ganzen Reihe von Abläufen. Der unterhalb des Gürtels ausgelöste Teil des Orgasmus hat mit drei Vorgängen zu tun: a) mit dem Gefühl der Unvermeidlichkeit, das sich einstellt, wenn die Geschlechtsdrüsen ihre Sekrete absondern, um die Kammer zu füllen und zu dehnen, b) dem Nachlassen der Anspannung beim Entleeren der Kammer und c) der pulsierenden Kontraktion der Beckenmuskeln während der Ejakulation. Wenn alle drei Vorgänge in der richtigen Reihenfolge aufeinanderfolgen, fällt das Ergebnis offenbar insgesamt viel befriedigender aus, als würde man drei einzelne Empfindungen addieren. Alles, was diese drei Vorgänge hemmt oder den Ablauf verändert, reduziert die Intensität des Orgasmus. Überlagert werden diese Elemente des Orgasmus natürlich dadurch, daß sich die allgemeine Muskel- und Nervenspannung im ganzen Körper heftig entlädt.

Wenn der innere Verschluß der Kammer beschädigt oder geschwächt ist, häufig an retrograder Ejakulation erkennbar, ist das Gefühl der Unvermeidlichkeit geringer, weil in der Kammer kein so hoher Druck aufgebaut wird. Dann ist auch der Spannungsabfall weniger intensiv und die Muskelkontraktionen verlaufen bei der Ejakulation nicht so lustvoll, weil die Samenflüssigkeit in der Harnröhre fehlt. In der Tat berichten 60 Prozent der Patienten, bei denen die Ejakulation retrograd wurde, über ein Nachlassen der Orgasmusintensität im Vergleich zu früher. In Fällen «trockener Emission und Ejakulation» infolge Funktionsstörungen der Geschlechtsdrüsen bleibt der Höhepunkt weit hinter früheren Erlebnissen zurück, weil keines der lustspendenden Elemente mehr gegeben ist.

Interessant ist, daß der Orgasmus mit Ejakulation nach Operationen zur Geschlechtsumwandlung nicht verschwindet, sondern durch eine Höhepunktsempfindung ersetzt wird, die ganz anders ist als der übliche Orgasmus. Solche Empfindungen sind stets mit der Erinnerung an frühere sexuelle Erfahrungen verwoben und werden durch die soziale und psychologische Situation abgewandelt.

Ein Problem der wissenschaftlichen Literatur ist, daß sie wenig über die Veränderungen der Intensität des männlichen Orgasmus enthält. Die Sexualforscher interessieren sich mehr dafür, ob er eintritt oder nicht und wie viele Orgasmen erlebt werden. Es kann sein, daß wir in dem Glauben durchs Leben gehen, einen ganz normalen Orgasmus zu haben, der für den Mann in der Nachbarwohnung aber vergleichsweise nur wie das Kratzen bei einem Juckreiz wäre. Gewiß haben alle von uns bereits gemerkt, daß auch Orgasmen mit derselben Partnerin von einem zum andern Mal ganz verschieden ausfallen können. Sexuelle Enthaltsamkeit, langes Vorspiel oder eine neue Situation bieten die sichere Chance, in der Orgasmuslotterie einen Treffer zu ziehen. Das liegt zum Teil an der größeren Samenflüssigkeitsmenge in der Kammer, aber auch an den seltsamen und wunderbaren Streichen, die uns unsere Sinne und unsere grauen Zellen spielen. Durch sie wird der Orgasmus zu einer der tiefsten und befriedigendsten Sinneserfahrungen jedes Mannes.

9. Die Samenflüssigkeit: Lebenssaft der Natur

Unsere erste Erfahrung mit diesem Lebenssaft kann ängstigen, peinlich sein oder gar abschrecken. Meistens bereitet einen niemand darauf vor. Man ist schon weit in der Pubertät fortgeschritten und erwacht mit einem seltsamen Lustgefühl aus einem Traum. Da merkt man, da unten ist was feucht. Es ist der erste feuchte Traum... eine unwillkürliche Ejakulation; ein Mittel der Natur, den Druck abzubauen, den das männliche Hormon Testosteron erzeugt; die Geschlechtsdrüsen, randvoll mit Sekreten, eruptionsbereit schon bei einem einzigen erotischen Gedanken, dem Blick auf einen Schlüpfer oder dem Aufschimmern weißer Brüste. Nun hat man einen Meilenstein im Leben hinter sich. Doch die unschuldigen, unwillkürlichen feuchten Träume machen bald den fleischlichen Genüssen der Onanie Platz. Der Lebenssaft ist nun keine kostbare Körperflüssigkeit mehr, die sorgsam bewahrt werden muß. Er wird mit Lust in die Gegend gespritzt. Niemand macht sich Gedanken, daß der Vorrat womöglich nicht unbegrenzt ist.

Jugendliche Onanierer bekommen zumeist kleine praktische Probleme: verräterische Flecken im Bettzeug, das sich nun wie durch ein Wunder an diesen Stellen selber stärkt. Schuldgefühle sind die Folge, die schändlichen Beweise eines «widernatürlichen Akts»; das Gefühl, etwas zu tun, was man nicht sollte. Allenthalben Gerede von Gottesstrafen – Blindheit, Geisteskrankheit und Verkümmerung der Geschlechtsorgane. Doch bald entdeckt man: die Freunde machens auch, und Millionen Teenager mit Streuselkuchengesicht treibens ebenso – lustvoll und selbstvergessen, ohne deswegen blind, taub oder geisteskrank zu werden. Warum also das Schuldgefühl, und woher stammen die Horrorgeschichten?

Einen Hirnschaden riskieren?

Die «Besserwisser» von früher glaubten ernsthaft, man büße mit jeder Ejakulation ein bißchen von seinem Gehirn ein. Sie nannten die Samenflüssigkeit *Cerebri stillicidium*, grob übersetzt: Gehirndestillat. Hippokrates dachte sich die Samenflüssigkeit als Gärprodukt, das durch das Rückenmark zu den Geschlechtsorganen fließe. Aurelius Celsus muß eine länderübergreifende Depression ausgelöst haben, als er einer entsetzten Welt kundtat, der Verlust von Samenflüssigkeit lasse das Rückenmark verdorren. Hippokrates war wohl mit ihm einer Meinung, denn er erfand einen Namen dafür – *Tabes dorsalis* – Rückenmarksschwund wegen zu häufiger Ejakulationen. Solche uralten Glaubenssätze haben viele junge Männer vom Onanieren abgehalten. Sie sind wohl auch schuld an den Terrorkampagnen des neunzehnten Jahrhunderts, in denen Gelehrte vor den bösen Folgen der Ejakulation warnten.

1845 schrieb ein führender Arzt in Europa, zu häufige feuchte Träume und zuviel Masturbation aufgrund schmutziger Bücher und schlechter Gedanken erzeuge «eine fortwährende Reizung, bis chronisch Samenflüssigkeit abgesondert wird», in anderen Worten, aus dem armen Kerl tropfe dann unten ohne Unterlaß Samenflüssigkeit heraus. «Über kurz oder lang... wird sein Körper so geschwächt, werden seine Geschlechtsorgane kraftlos und die Zeugungsmilch wie die Lebenssäfte des Körpers derart abgezogen, daß das Opfer meist der Schwindsucht, der Epilepsie oder dem Wahnsinn erliegt und in ein frühes Grab sinkt.» In einem populären Sexualhandbuch aus dem neunzehnten Jahrhundert hieß es, Samson's Verlust seiner Kraft sei nicht auf das Abschneiden der Locken, sondern auf seinen Verlust an Samenflüssigkeit zurückzuführen, weil er die ganze Zeit schlimme Gedanken an Delilah gehegt habe. Auch Calhoun gab 1858 zuviel Verkehr und Samenverlust die Schuld, daß «der Mann allgemein kränklicher ist als Frauen, weil Frauen sich nicht so verausgaben wie Männer und stärker auf ihre Gesundheit achten».

Bartholow schrieb 1866, langes Sitzen in der Schule verursache einen ungesunden Blutstau unterhalb des Gürtels und eine Fehlentwicklung der Genitalien, die wiederum einen Ausfluß von Samenflüssigkeit zur Folge habe. Andere Autoren hoben mahnend den Zeigefinger und behaupteten, der chronische Verlust von Sperma bewirke Schwachsinn, Demenz, Antriebslosigkeit, willenlose Verträumtheit, Verlangsamung der Atmung und einen unregelmäßigen Puls. Praktische Ärzte erweiterten später die Krankheitsmerkmale noch um Blässe, bohrende Lendenschmerzen, Verstopfung, Triefaugen, Gedächtnisschwäche, Schrumpfung der Geschlechtsorgane und tiefhängende Hoden. In weiteren Stadien traten angeblich Starrkrampf, Fallsucht, Wahnsinn hinzu, und die einzige Linderung war ein früher Tod.

Nachdem sie die heranwachsende männliche Bevölkerung mit detaillierten Darstellungen, wie das Gehirn verfaule und die Geschlechtsorgane schrumpfen und abfallen würden, zu Tode erschreckt hatten, empfahlen die medizinischen Experten des neunzehnten Jahrhunderts den Eltern Methoden, den unheimlichen Samenfluß einzudämmen, bevor alles zu spät war. Die einfachste bestand darin, das arme Kind mit den Händen an den Bettpfosten zu fesseln oder ihm ein Handtuch derart um den Leib zu wickeln, daß ein großer Knoten jede Rückenlage verhinderte. Noch raffinierter war ein Schaltkreis mit einer elektrischen Klingel, die zu schrillen anfing, wenn sich der Penis des Schlafenden durch einen feuchten Traum versteifte und den elektrischen Kontakt auslöste. Eine sadistische Variante war die Entwicklung eines metallenen Rings mit einwärts gerichteten Stacheln, die den Penis zu durchlöchern drohten, wenn er sich zu regen wagte. Andere «Spezialisten» empfahlen ein Lederfutteral um den Penis, das sich zusammenzog und furchtbare Schmerzen hervorrief.

Armand Trousseau erfand Anfang des neunzehnten Jahrhunderts ein neues «Ei des Kolumbus» mit seiner Empfehlung, ein Holzei in den After einzuführen, das groß genug sei, um auf die Prostata zu drücken und den Samen in die Blase umzuleiten. Alsbald wurden diese Eier weithin beliebt, nicht nur aus Holz, sondern auch aus Metall und aus handbemaltem Porzellan – das ideale Weihnachtsgeschenk für jeden Knaben, der leicht kränklich und bleichsüchtig aussah. Eine kluge Empfehlung waren auch bleigefütterte Bettdecken, die so schwer waren, daß man sich nicht auf den Ellenbogen aufstützen und in den richtigen Rhythmus kommen konnte. Sogar Arzneimittel wie Chinin, Digitalis, Cannabis, Opium und Soda wurden jungen Leuten eingetrichtert. Einläufe lauwarmen Wassers in den Mastdarm, Elektromagnetismus, Aderlaß und, Schrecken aller Schrecken, sogar Kastration wurden gleichfalls ernsthaft als Methoden zur Vermeidung eines frühen Onanietodes erörtert.

Noch 1876 erschien ein Buch, in welchem Samenflüssigkeit nicht nur als Nervensaft der besten Qualität, sondern auch als vierzigmal gehaltvoller als Blut bezeichnet wurde. Das Buch empfahl mehrere Methoden zur Vermeidung eines Samenlecks: man nehme viele kalte Vollbäder, meide aber Austern, intime Soupers, Alkohol, Gespräche mit lockeren Frauenzimmern, und zu guter Letzt auch den Schlaf im hellen Mondlicht!

Zum Glück für alle Kämpfer für die Freiheit der Onanie entwickelten sich in diesen finsteren Zeiten auch Schulen, welche behaupteten, feuchte Träume und andere Samenausflüsse seien so natürlich wie Menstruation und obendrein viel vergnüglicher. Endlich hatte die Vernunft obsiegt, und die Schulknaben konnten wieder unbeschwert mit den Händen in ihren löchrigen Hosentaschen umhergehen.

Die Menge der Samenflüssigkeit

Ein kurzer Blick durch die Pornoliteratur kann dem Durchschnittsmann einen gigantischen Minderwertigkeitskomplex verpassen. «Er explodierte in heiß hervorschießenden Bächen», «ich füllte sie bis zum Rand mit meinem Liebessaft» . . . Das alles scheint ein bißchen übertrieben, wenn man sich klarmacht, daß das durchschnittliche Ejakulat einen Teelöffel füllt – etwa dreieinhalb Kubikzentimeter. Natürlich gibt es Männer, die mit jeder Ejakulation einen Eierbecher füllen könnten, doch sie sind selten. Der Hengst und der Eber stehen bei den Tieren in Sachen Ejakulatmenge mit Entladungen von jeweils bis zu einem drittel oder einem halben Liter an der Spitze. Das mag erklären, warum, wie schon erwähnt, ein Eber hinterher gar nicht selten auf dem Rücken der Sau einschläft, natürlich mit zufrieden grinsender Schnauze.

Die menschlichen Geschlechtsdrüsen haben eine geringe Speicherfähigkeit und sind nach mehreren Ejakulationen rasch geleert. In einer Gruppe von Studenten, die dafür bezahlt wurden, zwei Tage lang alle acht Stunden zu masturbieren, nahm das durchschnittliche Volumen mit jedem Ejakulat um 50 Prozent ab, bis nach zwei Tagen nur noch Tröpfchen kamen. Drei Tage völliger Enthaltsamkeit waren nötig, bevor sie wieder einen Teelöffel vollbekamen.

Andererseits wird Samenflüssigkeit auch durch Nerventätigkeit während der Erregungsphase des Geschlechtsakts produziert; je länger das erotische Küssen und das Vorspiel ausgedehnt wird, desto intensiver die Nervenaktivität und desto größer die Menge der Samenflüssigkeit. Dies erklärt, warum ein Ejakulat beim Geschlechtsverkehr mindestens zwanzig Prozent umfangreicher ist als bei Masturbation, auch wenn der Betroffene mit einer lebhaften Phantasie ausgestattet ist. Und aus mehreren Untersuchungen an Tieren geht hervor, daß die Geschlechtsdrüsen häufig ejakulierender Tiere größer sind als die ihrer enthaltsamen Geschlechtsgenossen, ein Hinweis darauf, daß unsere Organe eine gestiegene Nachfrage ausgleichen können.

Was ist Samenflüssigkeit?

Als der Mensch noch ein kleines Gallertwesen war, das im Urmeer herumschwamm, dürften seine Orgasmen kaum der Rede wert gewesen sein. Die Spermien wurden in das umgebende Wasser ausgespuckt und mußten zu den Eiern hinschwimmen, angezogen von wasserlöslichen Lockstoffen. Als wir aufs Land krochen, mußten wir sozusagen unser eigenes kleines Meer in uns selbst schaffen, damit die Reise zum Ei stattfinden konnte. Doch Samenflüssigkeit ist sehr viel mehr als das. Sie ist eine Suppe aus einer Vielzahl rätselhafter Substanzen, die den Spermien auf dem ersten Teil ihrer Reise eine Hilfe sein sollen: Fruchtzucker zur Mobilisierung der Energiereserven der Spermien, ein Antibiotikum zur Verhinderung unerwünschter Bakterienbesiedlung, eine Substanz, die den Spermien hilft, sich an den auf körperfremde Zellen lauernden Helferzellen der Scheide vorbeizuschleichen, Basen zur teilweisen Neutralisierung des sauren Milieus der Scheide in ein angenehmeres Umfeld für Spermien, und weitere chemische Verbindungen, die irgendwie mikrochemische Prozesse im Spermium auslösen, so daß es beim Erreichen des Eies fähig zum Eindringen wird. So gibt es Hunderte von Substanzen in diesem «Eintopf», deren Vorhandensein uns bekannt ist, über deren Funktionen wir aber noch nichts wissen. Samenflüssigkeit ist ein wahres «Hexengebräu», dessen Geheimnisse noch für viele Jahrzehnte im Dunkeln bleiben werden.

Wie die Samenflüssigkeit entsteht

Die Ägypter glaubten, Samenflüssigkeit kreise im Körper wie das Blut. Wir haben bereits erwähnt, daß später angenommen wurde, sie stamme aus dem Nervensystem. Heute wissen wir, daß Samenflüssigkeit eine Mixtur ist, die hauptsächlich von zweierlei Geschlechtsdrüsen produziert wird – knapp die

Hälfte von der Prostata und der Rest von den beiden Bläschendrüsen. Diese verschiedenen Drüsen ergänzen einander äußerst eindrucksvoll. Fast unmittelbar nach dem Austreten aus dem Penis klumpt die Samenflüssigkeit durch eine chemische Reaktion zwischen den beiden Sekreten zusammen. Ein Eiweißgitter bildet sich und hält die Spermien gefangen. Nach etwa zehn Minuten bei Zimmertemperatur, in der wärmeren Scheide jedoch schneller, wird dieser Gallertklumpen wie durch Zauberhand wieder flüssig, weil in der Prostata produzierte chemische Scheren an dem Netz schnippeln und es in immer kleinere Stücke zerlegen. Der Klumpen verflüssigt sich schließlich und gibt die Spermien frei, die blitzschnell in den Gebärmutterhals einschwimmen und die Samenflüssigkeit hinter sich zurücklassen.

Es ist weithin unbekannt, daß nur die Spermien, im Gesamtvolumen etwa soviel wie ein Streichholzkopf, weiter gelangen als bis in die Scheide. Das übrige wird allmählich von der Scheidenwand aufgesogen. Warum kommt der Samen klumpig und verflüssigt sich dann allmählich? Manche Autoren meinen, das Ejakulat werde dadurch verfestigt und damit beim Ausstoßen beschleunigt. Außerdem werde es so an einer Stelle konzentriert. Der wichtigste Grund jedoch ist vermutlich, daß Spermien eine kurze Zeit in dieser Flüssigkeit zubringen müssen, bevor sie ihre chemischen Wunder vollbringen können. Es dauert ein Weilchen, bis die Flüssigkeit die Scheide weniger lebensfeindlich gemacht hat, bevor also den Spermien gestattet wird, auf ihr Ziel loszuschwimmen. Natürlich entkommen manche Spermien relativ früh, und schon drei Minuten nach der Ejakulation sind manche bereits auf ihrem Weg zum Muttermund. Doch das ist nur eine Minderheit.

Nur 10 Prozent des Volumens der Samenflüssigkeit, der Teil mit den Spermien, entstammen nämlich den Hoden. Deshalb merken sterilisierte Männer, die sich die Samenleiter haben abbinden lassen, keinen Unterschied im Volumen ihres Ejakulats. Etwas schwieriger zu verstehen ist, daß die

Samenflüssigkeit den Körper tatsächlich als ein Nacheinander verschiedener Sekrete verläßt. Zuerst kommt das Prostatasekret, dünn und wäßrig, dann kommen die Spermien aus den Hoden, gefolgt von der Flüssigkeit aus den Samenbläschen, die dickflüssiger und cremiger ist. Ein paar Sekunden nach dem Vermischen bilden sich die Klümpchen. Deshalb kann die Verhütungsmethode des Rückziehers kurz vor dem Orgasmus reichlich riskant sein. Die erste Hälfte des Ejakulats kommt häufig schon vor dem Orgasmus, und es ist genau dieser wäßrige Anteil, der nicht weiß und sahnig genug aussieht, um wie echter Samen zu wirken, der häufig die höchste Spermienzahl enthält.

Die Schmierflüssigkeit

Die Prostata und die Bläschendrüsen sind die beiden wichtigsten Geschlechtsdrüsen, doch gibt es noch andere, die zum Gesamtejakulat beisteuern. Beim Vorspiel werden Nervenreize an zwei erbsengroße Drüsen an der Peniswurzel ausgesandt, die sogenannten Cowperschen Drüsen. Unmittelbar vor einer Ejakulation sondern diese Drüsen eine dickflüssige ölige Substanz ab, mit der die Harnröhre im Penis ausgekleidet wird. Warum? Vielleicht, um die Reibung zu mindern, damit das Ejakulat schneller hindurchkann. Vielleicht auch, um etwaige Harnrückstände neutralisieren zu helfen, die die empfindlichen Spermien schädigen könnten. Normalerweise werden nur zwei oder drei Tropfen produziert, aber gelegentlich mehr, und diese Substanz tritt aus, wenn man in der Erregungsphase auf den Penis drückt.

Eine Art Fingerabdruck

Wie alle heranwachsenden Jungen bestätigen werden, sind Onanierflecken nicht eben leicht zu verbergen oder wegzukriegen. Es ist schon ein wenig «verdächtig», wenn ein Sohn unbedingt Mutter im Haushalt helfen will und als erstes seinen Schlafanzug und seine Bettwäsche in die Maschine steckt. Auch der Geruch des Spermas ist verräterisch, weil er so typisch ist. Manche behaupten, in der Natur käme ihm das Immergrünöl ungefähr am nächsten. Der Geruch geht auf einen chemischen Stoff namens Spermin zurück, der in solchen Mengen von der Prostata ausgestoßen wird, daß er beim Trocknen auskristallisiert. Diese speziellen Kristalle wurden viele Jahre lang zum forensischen Spermatest herangezogen. Heute sind diese kriminologischen Tests weitaus komplizierter, verlassen sich aber immer noch auf die Feststellung, daß eines der Produkte der Geschlechtsdrüsen vorhanden ist. Wenn genug Spermazellen abgenommen werden, können die Kriminaltechniker im Labor durch die neue Gentechnik einen «genetischen Fingerabdruck» des Täters gewinnen, der für die Fahndung fast so aussagefähig ist wie ein Foto.

Samenflüssigkeit ist in Wirklichkeit das Wasser des Lebens, weil sie jene mikroskopischen Zellen enthält und schützt, die an der Entstehung von Leben beteiligt sind. Ein durchschnittlicher Mann ejakuliert zwischen dem 15. und 60. Lebensjahr zwischen dreißig und fünfzig Liter, die 350 bis 500 Milliarden Spermien enthalten. Ganze Schwimmbäder voller Samenflüssigkeit werden jeden Tag weltweit produziert. Die pessimistischen Ärzte des neunzehnten Jahrhunderts würden sich deshalb gewiß im Grab umdrehen.

10. Aphrodisiaka: die Chemie der Liebe

Die meisten Männer haben sich irgendwann einmal die narrensichere Pille gewünscht, welche die Frauen wild vor Verlangen hinsinken ließe, und eine Art Zaubertrank, durch den sie selber derart potent und maskulin würden, daß die Angebetete keinem andern auch nur einen Blick schenken würde. Derlei Sehnsüchte sind nichts Neues. Der Wunsch nach einem Liebestrank geht bis in die graue Vorzeit zurück, und häufiger als die Frauen waren es die Männer, die solcherlei Mittelchen beim nächsten Zaubermagister oder Apotheker bestellten. Klassische Geschichten wie die aus «Tausendundeiner Nacht» sind voll solcher Zaubertränklein.

Seit den Zeiten der Alchimie und vermutlich zur Befriedigung der Nachfrage einer frustrierten männlichen Käuferschicht rührten weise Männer oder Frauen, Gelehrte und Quacksalber alle möglichen seltsamen Liebestränke oder Aphrodisiaka (von Aphrodite, der griechischen Liebesgöttin) zusammen, mit denen ahnungslose Vertreterinnen des schönen Geschlechts angelockt und betört werden sollten. Die meisten waren magischer Art und gehörten eher ins Reich der frommen Wünsche als in die Wirklichkeit. Andere Mixturen aber wirkten sich zweifellos tatsächlich auf das Geschlechtsleben unserer Vorväter aus, und ihre Geheimnisse werden erst jetzt allmählich von der modernen Wissenschaft gelüftet.

Es überrascht nicht, daß die ersten Aphrodisiaka aus Pflanzen oder Nahrungsmitteln gewonnen wurden, und es kann auch kein Zufall sein, daß die meisten in naturbelassenem Zustand den männlichen oder weiblichen Geschlechtsorganen äußerlich ähnelten oder wie geschlechtliche Sekrete rochen. Wenn die alten Griechen und Römer etwas Würze in ihr Geschlechtsleben bringen wollten, tranken sie ein paar Becher einer Mixtur namens Satyrion (nach dem griechischen Satyr, einem für seine sexuellen Ausschweifungen bekannten Halbgott), die aus einer Orchideenart gewonnen wurde, deren Zwiebeln wie menschliche Hoden geformt waren. Es heißt, Herkules habe, nachdem ihm Thespis diesen Trank verabreicht hatte, in einer Nacht alle fünfzig Töchter seiner Gastgeberin entjungfert.

Die Alraune ist ein weiteres Beispiel für eine klassische, aphrodisische Pflanze. Ihre Wurzel war wie ein Menschlein geformt, einschließlich Penis. Die Zwiebel gehört nach dem Volksglauben gleichfalls hierher. Im Mittelalter wurde es als unfehlbare Methode betrachtet, einen Teller Zwiebeln zu vertilgen, wenn man eine dauerhaftere Erektion und eine größere Menge Samenflüssigkeit haben wollte; eine Wunderwirkung, die auch anderen hodenförmigen Gemüsen wie Knoblauch, Radieschen und Rübchen zugeschrieben wurde. Gurken und Lauch taten wenig für eines Mannes Zeugungsfähigkeit, bewirkten aber Wunder bei einer erschlaffenden Erektion. Früchte mit vielen Samenkörnern wie Granatapfel oder Feige wurden allen empfohlen, die sich viele Kinder wünschten. Daß die aufgeschnittene Feige dem weiblichen äußeren Geschlechtsorgan ähnlich sieht, muß dem Beischlaf zusätzliche Würze verliehen haben, wenn Kindersegen geplant war.

Häufig wurden auch neu eingeführte Nahrungsmittel zunächst und vorübergehend als Aphrodisiaka gehandelt. So hatten der Kakao und die Kartoffel ihre große Zeit als Stärkungsmittel, und zu Beginn der Neuzeit hieß die ebenfalls aus Amerika stammende Tomate schlicht Liebesapfel. Die Gedankenverbindung zwischen dem Apfel und dem Garten Eden erklärt, warum man Frauen in Europa eine Zeitlang lieber mit einem Boskop beglückte als wie heute mit einer Schachtel Pralinen. Auch wurden gerne Birnen verehrt, als angebliche Lieblingsfrucht der Göttin Venus, in der stillen Hoffnung, die so Beschenkte werde dem Spender nach dem

Anbeißen hörig. Natürlich kann es nicht allzu lange gedauert haben, bis hoffnungsvolle Liebhaber die Tagesration Zwiebeln, Lauch und Rübchen überhatten, weil sie nicht die erwünschte Wirkung zeitigte, und sich exotischeren und schwerer beschaffbaren Elixieren mit immer noch vorwiegend symbolischer Bedeutung zuwandten – etwa Frikadellen aus Nashörnerhorn und zerriebenem Rentiergeweih.

Wieder andere suchten die Quelle auf und genossen geräucherte Geschlechtsorgane – Hoden von Stier und Hund, gedörrte Tierpenisse etc. Kommen wir schließlich zu einem der berühmtesten Aphrodisiaka überhaupt: der gewöhnlichen Auster.

Eine neuere wissenschaftliche Publikation hat bestätigt, daß Austern wirklich die Potenz heben. Offenbar wegen ihres hohen Gehalts an Zink, der nach Ansicht mancher eifriger Befürworter Wunder für das männliche Geschlechtsorgan bewirkt. Die Liste von Nahrungsmitteln, von denen eine aphrodisische Wirkung behauptet wird, ist endlos und zeigt nur, wie verzweifelt die Männer nach solchen Reizmitteln der Liebe suchen.

Wie Aphrodisiaka wirklich funktionieren

In der Überlieferung wird ein Aphrodisiakum als ein Trank oder eine Beschwörung definiert, mit der eine zurückhaltende Geliebte in eine wilde Nymphomanin verwandelt werden kann. Heutzutage gibt es vier wissenschaftliche Bedeutungen eines Aphrodisiakums: das Anregungsmittel, das die Lust auf Geschlechtsverkehr weckt, normalerweise durch Abbau von Hemmschwellen; das Verjüngungsmittel – als Elixier, das alte Männer so begehrenswert wie in der Jugend macht; das Verlängerungsmittel oder der sexuelle Leistungsverstärker, eine Substanz, die einen schlechten Liebhaber in einen unermüdlichen Casanova verwandelt; und den Genußverstärker als Mittel zur Steigerung der Sinneswahrnehmung beim Koitus und zur Intensivierung des Orgasmus. Gibt es heute wirklich derartige Substanzen? Werfen wir einen Blick auf die Fakten.

Aphrodisiaka zur Steigerung des sexuellen Verlangens

Das sexuelle Verlangen entsteht in einer der Urregionen des menschlichen Hirns – im Stammhirn. Die zu diesem Sexualzentrum hin- und von ihm wegführenden Nervenbahnen haben Ähnlichkeit mit einem Telefonnetz, wobei bestimmte Botenstoffe die Aufgabe haben, bioelektrische Signale zwischen den verschiedenen Nerven zu übertragen. Allgemein werden die Schaltkreise der sexuellen Erregung durch eine chemische Verbindung namens Dopamin geschlossen. Die Schaltkreise der Frigidität werden durch Serotonin gesteuert. Alles, was die Dopaminmenge in unserem Gehirn erhöht oder die Serotoninproduktion drosselt, erhöht theoretisch das sexuelle Verlangen. Jeder Vorgang in umgekehrter Richtung kann uns demzufolge zu Mönchen und Nonnen machen. Viele der sogenannten modernen Aphrodisiaka wirken dadurch, daß sie das Gleichgewicht dieser chemischen Verbindungen im Hirn verändern. Manche Medikamente in der Psychiatrie mit dem Nebeneffekt, die sexuelle Appetenz und Potenz zu dämpfen, wirken durch Reduzierung des Dopaminpegels.

Auch von Straßendrogen sagt man, sie steigerten das sexuelle Verlangen – Kokain, Amphetamine und LSD – sie alle blockieren das Serotonin im Hirn und erhöhen den Dopaminpegel. Problematisch an Amphetaminen ist, daß sie aus irgendeinem Grund auch das Verlangen nach bizarr abweichendem Sexualverhalten steigern. Erschreckend ist ein Leiden, das auch durch Mißbrauch von Amphetaminen verursacht wird, das «Schrumpfpenissyndrom», dessen Erscheinungsbild man sich ohne große Phantasie vorstellen kann.

Wegen der Art, wie es bei beiden Geschlechtern das sexuelle Verlangen steigert, wird auch das männliche Hormon, das Testosteron, von manchen als das einzig wahre Aphrodisiakum gepriesen. Jeder Bodybuilder kann bestätigen, daß das synthetische männliche Hormon in Anabolika einen Mann sexuell anregen kann. Wissenschaftler haben nämlich nachgewiesen, daß das Testosteron wie eine hirnstimulierende Droge wirkt, indem es die Menge der biochemischen Nervenstoffe im Sexualzentrum des Gehirns verändert.

Auch der unscheinbare Hafer wird im Sprachgebrauch mit Geilheit und Promiskuität zusammengebracht, wenn jemand «der Haber sticht». Interessant ist in diesem Kontext, daß derzeit eine Mischung zum Patent als Aphrodisiakum angemeldet ist, die aus nichts weiterem als Hafer, Vitamin C und Brennesselextrakt besteht und garantiert das sexuelle Verlangen erhöhen soll. In einer Reihe wissenschaftlicher Untersuchungen wurde nachgewiesen, daß nach Genuß dieser Mischung der Pegel des biologisch wirksamen männlichen Hormons im Blut steigt. Das ist ein gutes Beispiel dafür, wie falsch es sein kann, über historische Aphrodisiaka zu spotten, so kurios und seltsam sie einem auch vorkommen mögen!

Auch der Alkohol wird als klassisches Mittel betrachtet, sexuelle Hemmschwellen aufzulösen. Viele von uns haben von den Orgien der Bacchanalien (Fest des Gottes Bacchus) im alten Rom gehört. Der amerikanische Spruch «Candy is dandy but liquor is quicker» beruft sich auf die verbreitete Erkenntnis, daß man eine Frau mit alkoholischen Getränken sehr viel schneller im Bett hat als mit Geschenken. Auch Cannabis erhöht wie Alkohol die Koituswahrscheinlichkeit, indem es Hemmungen ausräumt, und wird im Fernen Osten seit Jahrhunderten als Aphrodisiakum gebraucht. Wie beim Alkohol ist jedoch die Wirkung des Haschischrauchens sehr dosisabhängig – zu viel und zu oft hat die gegenteilige Wirkung und läßt den Trieb erlahmen. Wie diese Mittel wirken, hängt auch vom sozialen Kontext ab. Wer auf der Fußballtribüne hascht, muß deswegen nicht gleich seine Nachbarin begehren. Mithin ist jede Substanz, die unsere natürlichen Hemmungen beseitigt – und deren gibt es viele –, theoretisch unter die Rubrik Aphrodisiaka einzuordnen.

Aphrodisiaka zur Steigerung der sexuellen Leistung oder Ausdauer

Seit Jahrtausenden benutzt der Mensch Pflanzen- und Pilzextrakte als halluzinogene Drogen, um die Sinneseindrücke beim Koitus zu verstärken und den Orgasmus zu intensivieren. Die Muskatnuß enthält zum Beispiel angeblich solche Halluzinogene; im Mittelalter wurde sie als Aphrodisiakum empfohlen. Heute sind Drogen an die Stelle dieser natürlichen Mittel getreten. In Untersuchungen der berühmten Sexualforscher Masters und Johnson nahmen 75 Prozent der regelmäßigen Haschraucher und -raucherinnen Cannabis, weil ihr Sex dadurch besser wurde; nicht nur, weil es sie entspannte, sondern auch weil es den Tastsinn und bei 60 Prozent der Männer auch die Orgasmusintensität erhöhte. Kokain wird von manchen Süchtigen als Champagner unter den Sexualdrogen bezeichnet, weil es nicht nur das sexuelle Verlangen durch Veränderung der Biochemie im Sexualzentrum steigert, sondern auch die Empfindsamkeit der Geschlechtsorgane.

Nach Angaben Süchtiger sind Angel dust, Meskalin und LSD, zur Steigerung des Tastgefühls beim Sex eingenommen, äußerst gefährliche Drogen. Das Problematische an diesen «Genußverstärkern» ist das blitzschnell mögliche Umkippen eines «guten Trips» in einen Horrortrip, das sich nach Dosis, Zeitwahl, Individuum und sozialem Kontext richtet. Nicht nur dieses Umkippen und die generelle Suchtgefahr bei den zuletzt genannten Drogen sind bedenklich, problematisch ist dabei auch, daß man hinterher schwer wieder zum «Alltagssex» zurückfindet. Es wird zum Bedürfnis, das Zeug jedesmal «einzuwerfen», wenn man sexuelle Befriedigung sucht.

Zwei Drogen, die in den sechziger Jahren als narkotische Aphrodisiaka populär wurden, waren Quaaludes und Poppers oder Amylnitrat. Amylnitrat verlängerte die Wahrnehmung des Orgasmus, wenn es kurz zuvor eingeatmet wurde. Es wirkt, indem es die glatte Muskulatur erschlaffen läßt und die Durchblutung der Geschlechtsorgane erhöht. Schwule nutzten seinen muskelentspannenden Effekt, indem sie es vor analem Sex einatmeten. Problematisch war dabei, daß die Sache bei falschem Timing nicht mit einem umwerfenden Orgasmus, sondern mit einem Schrumpfpenis endete.

Superpotent für einen Tag

Seit Anbeginn der Zivilisation suchen Männer nach der Wundersubstanz, die Impotente, vorzeitige Ejakulierer und unterdurchschnittliche Liebhaber in strahlende dauerpotente Casanovas verwandeln könnte, deren bloßer Anblick jeder Frau Freudentränen in die Augen treiben würde. Die ersten Substanzen haben denen, die sie schluckten, wohl eher Tränen des Schmerzes verursacht. Am berüchtigtsten waren spanische Fliegen, ein Pulver aus getrockneten und gemahlenen Kanthariden, einer Weichkäferart. Ein Löffel von dem Zeug verursachte Stechen und Brennen in Nieren, Harnwegen und Scheide und Blutandrang im gesamten Becken. Das Ergebnis war eine Erektion oder eine Vulva mit unwiderstehlichem Juckreiz, der möglichst rasch besänftigt werden wollte, am liebsten durch Verkehr. Auch die Ginsengwurzel wirkt leicht reizend auf das Harnsystem und verursacht ein Jucken, das ebenfalls angeblich das Verlangen nach Geschlechtsverkehr erhöht. Ähnliche Effekte wie bei spanischen Fliegen und Ginseng lassen sich erzielen, indem der Penis direkt mit Lotionen aus Pfeffer, Ingwer oder Senf eingerieben wird.

Eines der wenigen traditionellen Aphrodisiaka mit wissenschaftlich bestätigter Wirkung auf die Erektion ist das Yohimbin, ein Extrakt aus der Rinde eines westafrikanischen

Baums. Diese Substanz wirkt nachweislich direkt auf den Schwellkörper des Penis und wird daher zunehmend als Mittel gegen Impotenz verwendet.

Erst in den letzten zehn Jahren sind Substanzen verfügbar geworden, die die ursprünglichen Anforderungen an ein reines Aphrodisiakum erfüllen und eine Erektion hervorrufen, die sich trotz Ejakulation stundenlang hält. Diese Medikamente, wie zum Beispiel das Papaverin, ebenfalls zur Behandlung von Impotenz eingesetzt, gehören einer Arzneimittelfamilie an, die direkt in den Penis injiziert werden kann. Sie zeitigen eine Erektion, die zwischen zwei und zwanzig Stunden anhalten kann – keine schlechte Sache für jemand, der zuvor impotent war! Solche Medikamente, in Kombination mit Testosteron, kommen wohl dem ersehnten Jugendelixier für Männer am nächsten, mit dem die verlorene sexuelle Leistungsfähigkeit wiederhergestellt werden kann.

Beim Durchblättern internationaler Herrenmagazine erkennen wir, daß es heute einen weitreichenden Markt für Aphrodisiaka gibt. Männer, die ihre Wirkung spüren wollen, geben Jahr für Jahr Millionen dafür aus. In der Mehrzahl sind sie wirkungslos, da außer ein paar Vitaminen und einem Spritzer Ginseng nichts drin ist. Die meisten setzen auf den Placeboeffekt und die Wirkung erotischer Phantasien. Manche Hersteller besitzen sogar die Frechheit, die Ignoranz des Publikums auszubeuten, indem sie für Aphrodisiaka mit Namen wie Spanish Fly Placebo werben – also für Milchzuckerpillen mit dem Aufdruck «Spanische Fliegen». Wie allerdings alle Dichter bekräftigen würden, ist die knisternde Spannung zwischen zwei Liebenden das größte Aphrodisiakum überhaupt, und solange diese Spannung anhält, würde ihre Bedeutung durch Verwendung von Liebesträklein und Drogen nur pervertiert.

DRITTER TEIL

Sexuelle Gesundheit und sexuelle Funktionsstörungen beim Mann

11. Die Ursachen von Impotenz

Impotenz. Ein Wort, das das männliche Sein im Innersten trifft und weit über das Sexuelle hinausreicht, Synonym ist für Unfähigkeit, Schwäche, Nutzlosigkeit. Ein Wort auch, das niemals leichthin gebraucht werden sollte, auch nicht im Scherz, denn einmal ausgesprochen, wie unberechtigt auch immer, findet der bloße Gedanke womöglich ein Echo in den Schaltkreisen des Gehirns und kann zur Realität werden. Das Hirn kann uns nämlich, wie wir noch sehen werden, seltsame Streiche spielen, wenn es an den Penis denkt.

Die Erektion als Symbol

Eine Erektion bekommen, macht männliche Dominanz aus, und nirgendwo sehen wir das besser als bei unseren Verwandten, den Affen. So mancher Affe demonstriert seine Dominanz, indem er potentiellen Rivalen seinen Phallus hinstreckt.

Es kann nicht lange gedauert haben, bis es unsere primitiven Vorfahren satt hatten, sich jedesmal entblößen zu müssen, wenn ein Fremder nahte. Lieber kniffen sie und verlegten sich auf Täuschung. Die Dschungelbewohner von Papua-Neuguinea verbergen ihren Penis in langen Hülsen, und manche Stämme auf den Neuen Hebriden wickeln Bananenblätter um ihr Organ, um ihre Gegner einzuschüchtern oder wenigstens zu verunsichern. Im mittelalterlichen Europa barg der Adel sein Gemächt in einer gepolsterten Ausbeulung des Schritts, die aussah, als lauere darin eine gigantische Erektion. Die Verhaltensforscher sagen, ein wütender Autofahrer, der den gestreckten Mittelfinger zeigt, wenn man ihn hupend erinnert, daß die Ampel nicht grüner wird, tue seine Geringschätzung mit einem Phallussymbol kund.

Kenner der Körpersprache behaupten, ein selbstsicherer und dominanter Mann sei am sichersten daran zu erkennen, wie er sitzt: er fläzt sich mit gespreizten Beinen hin und bietet seinen Rivalen und potentiellen Partnerinnen bewußt oder unbewußt die Genitalien zur Besichtigung dar. Man vergleiche das einmal mit dem schüchternen Pedanten, der mit aneinandergedrückten Knien auf der Stuhlkante balanciert.

Die Impotenz in der Statistik

Männer können in jedem Lebensalter vom Fluch der Impotenz ereilt werden, doch vermutet man sie allgemein eher bei unseren älteren Geschlechtsgenossen. Mit achtundfünfzig Jahren leiden acht Prozent der gesunden Männer daran; mit fünfundsechzig 25 Prozent; mit fünfundsiebzig 55 Prozent; mit achtzig schon 75 Prozent. Die Unzahl von Witzen über Altersimpotenz belegt, wie gern man über anderer Leute Probleme lacht – vielleicht um von den eigenen abzulenken.

Auslöser der Impotenz

Der Urmensch hatte nicht die Möglichkeit, sich an Dr. Erika B. zu wenden, wenn er auf ein schlaffes Organ hinunterblickte. Er entschied sich fürs Einfachere und gab den Göttern die Schuld. Sogar die Bibel (Genesis 20:14) führt Impotenz auf einen Verstoß gegen Gottes Gebot zurück. Aber bereits im Mittelalter säkularisierte man die Ursachenforschung, indem man Zauberkunst und Verhexung die Schuld gab und als probates Gegenmittel die nächstbeste Hexe verbrannte. Doch als Hexen langsam rar wurden, mußten die ersten weisen Urologen ihr Augenmerk auf die Patienten selbst richten. «Zuviel masturbiert!» geiferten die Moralisten. «Strafe für Ausschweifungen!» psalmodierte die Kirche. Verwirrte Männer sahen auf ihren schlaffen Penis hinab und grübelten, ob sie ihn wohl überstrapaziert hätten. Noch 1961 behaupteten selbsternannte Experten, Onanie könne zu Impotenz führen.

Status, Streß und Impotenz

Etliche Autoren betonen den untrennbaren Zusammenhang zwischen Selbstwahrnehmung und Leistungskraft im Bett. Henry Kissinger ließ verlauten, Machtausübung sei das beste Aphrodisiakum. In Schimpansengruppen scheint das dominante Männchen (oder sein Phallus) das Triebleben der andern Männchen so lange bremsen zu können, wie es den Harem im Griff hat, und die Organe der anderen Männchen schrumpfen sogar. Auch die meisten Psychologen werden bestätigen, daß der Penis als eines der ersten Organe durch Streß und Überarbeitung beeinträchtigt wird. Vielleicht gibt es tief verborgen in einer Nervenzelle irgendwo in einer Region unseres Gehirns vorprogrammierte Assoziationen, die unser Selbstbild vom Mannsein beeinflussen. Alles, was dieses Selbstbild beeinträchtigt – eine unbefriedigte Frau, Versagen im Beruf, Statusverlust in der Familie –, kann unsere Libido und Potenz alarmierend schädigen. Als der Feminismus aufkam, prophezeiten viele Männer das Ende unserer Zivilisation, wie wir sie heute kennen. Bücher wurden verfaßt, in denen wahre Epidemien von Impotenz vorausgesagt wurden, wenn Frauen beim Akt allmählich die führende Rolle übernehmen und dem Mann Initiative und Jagdinstinkt austreiben würden.

Fetischismus und Impotenz

Das Unbewußte spielt eine große Rolle, wenn ein bestimmter Fetisch zu selektiver Impotenz führt. Es gibt Pechvögel, denen nur dann eine Erektion gelingt, wenn ihnen eine federleichte Ballerina auf den Rippen tanzt. Und es gibt Fetischisten, die nur potent sind, wenn sich ihre Partnerin als Nonne, Stripteasetänzerin oder strenge Lehrerin kostümiert. Die Liste ist endlos und veranschaulicht bestens, wie uns unsere Nerven mitunter mitspielen – indem sie Assoziationen wekken, die mit verdrängten Kindheitsepisoden, unterdrückten Sehnsüchten zusammenhängen. Manche Männer kommen wegen unbewußter Schuldgefühle bei außerehelichen Begegnungen nicht zurecht.

Cholesterin, Durchblutungsschwäche und Impotenz
Wenn ein Mann erregt ist, muß er zwanzigmal mehr Blut als normal durch den schlaffen Penis pumpen, damit er stramme Haltung annimmt. Mit dem Älterwerden kann es passieren, daß sich die Arterien, durch die die Organe jeweils mit Blut versorgt werden, durch Cholesterinablagerungen verengen, und der Penis ist davon nicht ausgenommen. Dann wird eine Erektion so schwierig wie das Aufblasen eines Ballons durch einen Strohhalm. Äußerst ärgerlich bei diesem Leiden ist, daß manche zwar eine wunderbare Erektion hinbekommen, aber erleben müssen, wie sie auf Halbmast geht, sobald sie richtig anfangen wollen. Wenn unser Held erst in seinen Rhythmus kommt, fordern seine Gesäßmuskeln nämlich mehr Blut und «holen» es beim Penis, dessen Blutversorgung infolge verengter Arterien schon vorher nur ein Rinnsal war. Dazu noch funktioniert das Flüssigkeitsdrucksystem im Penis nur dann einwandfrei, wenn die Venen, die das Blut aus dem Penis ableiten, im rechten Moment durch Blutfülle in den Schwellkörpern zusammengepreßt und damit abgedichtet werden können. Man versuche einmal, einen Fahrradschlauch aufzupumpen, der einen Platten hat! Leider werden diese Venen im Alter manchmal durchlässig, und das erklärt, warum manche Männer ihre Erektion nur schwer so steif halten können, daß sie zu etwas taugt. Allgemein dürfen wir annehmen, daß solche Durchblutungsschwächen in 30 bis 40 Prozent der Fälle Hauptursache der Impotenz sind. Bei jüngeren Männern sind Durchblutungsschwächen eher auf ange-

borene Abnormalität der Blutgefäße oder auf Unfallverletzungen zurückzuführen.

Impotenz als Nervensache
Wie bereits erwähnt, hängt die Erektion von bioelektrischen Signalen ab, die am Schwellkörper des Penis eintreffen und dafür sorgen, daß er sich ausdehnt. Es gibt viele Krankheiten, die diese elektrischen Schaltkreise dauerhaft schädigen und den Penis von den Hirnzentren «trennen». Männer mit Diabetes sind hierfür besonders anfällig; in der Tat leiden 50 bis 70 Prozent aller Diabetiker (2,5 Millionen in den USA) an Impotenz. Das liegt zum Teil an solchen Nervenerkrankungen, ist aber auch teilweise auf Stoffwechselanomalien zurückzuführen, da Diabetiker stärker zur Arterienverkalkung neigen als andere Männer. Häufig ist die Impotenz das erste Anzeichen von Diabetes mellitus. Auch andere Krankheitsbilder können Impotenz verursachen – vom Bandscheibenvorfall über Bauchoperation und spezielle Nervenentzündungen wie multiple Sklerose bis zu Unfallfolgen. Ein solcher Kurzschluß der Nervenschaltkreise kann in etwa einem Drittel der Fälle Probleme mit der Erektion erklären.

Testosteronmangel und Impotenz
Das männliche Hormon Testosteron ist anerkanntermaßen der Brennstoff, der das Feuer der Sexualität in Gang hält. Allerdings wird allgemein angenommen, daß erst der Hormonpegel im Blut drastisch sinken muß, bevor die Erektion betroffen ist. Tatsächlich wird in mehreren Untersuchungen nachgewiesen, daß relativ viele Männer noch zwei Jahre nach der Kastration sexuell aktiv waren. Hormonmangel wird bei 5 bis 20 Prozent der Fälle von Impotenz als Ursache angegeben, wobei die erste Zahl glaubwürdiger zu sein scheint.

Alkohol, Nikotin und Impotenz

Zwar ist die Lebensweise meist nicht Hauptursache der Impotenz, doch kann sie vieles verschlimmern. Das Rauchen zum Beispiel ist dafür berüchtigt. Forscher haben festgestellt, daß der Genuß zweier Zigaretten mit hohem Nikotingehalt unmittelbar vor der Betrachtung von Pornofilmen den Umfang der Erektion bei den Rauchern im Vergleich zu anderen Testpersonen mit nikotinarmen Zigaretten oder Schokoriegeln verringert. Das Rauchen schwächt auch die chemisch induzierte Erektion ab, die Ärzte inzwischen durch Direktinjektion von Medikamenten in den Penis auslösen können. Die Feststellung der Ärzte, daß impotente Männer meist starke Raucher sind, dürfte daher nicht überraschen. Nikotin kann offenbar das labile chemische Gleichgewicht im Schwellkörper des Penis durcheinanderbringen.

Schon Shakespeare schrieb über den Alkohol: «Er weckt zwar Verlangen, doch nimmt er die Fähigkeit.» Alkohol in geringen Mengen nimmt die Angst, senkt die Hemmschwelle und setzt erotisches Begehren frei. Auch erweitert er die Blutgefäße, erzeugt in allen Körperteilen ein Wärmegefühl, auch im Penis. Leider genügt schon wenig mehr davon, und er macht schlapp. Messungen des Erektionsumfangs und der Scheidenkontraktion bei Probanden und Probandinnen, denen zuerst alkoholische Getränke verabreicht und dann erotische Filme vorgeführt wurden, zeigten eindeutig, daß Alkohol die sexuelle Reaktion dämpft. In der Tat ermittelten Masters und Johnson in ihrer berühmten Reihe von Sexualstudien, daß die meisten Männer ihr erstes Erektionsversagen unter Alkoholeinfluß erleben, und Impotenz bei Männern Ende Vierzig und Anfang Fünfzig «weitaus stärker mit übertriebenem Alkoholgenuß einhergeht als mit jedem anderen Einzelfaktor».

Medikamenteneinnahme und Impotenz

Fast ein Drittel der Männer, die wegen eines Leidens Dauerpatienten beim Arzt sind, sind außerdem impotent. Vielfach liegt die Ursache in ihrer Dauermedikation – Arzneimittel gegen Bluthochdruck, Magengeschwüre, Epilepsie –, die Liste ist lang. Von 16 der 200 meistverschriebenen Arzneimittel in den Vereinigten Staaten ist bekannt, daß sie negative Auswirkungen auf die Erektionsfähigkeit haben. Häufig ist das eine Frage von Prioritäten, meist merkt es der Patient zuletzt, und der Arzt läßt ihm selten die Wahl.

Alles vom Kopf gesteuert?

Vor dreißig Jahren verkündeten Masters und Johnson in Anlehnung an Freud, Impotenz habe in der überwiegenden Mehrzahl der Fälle weniger mit der Ausstattung und mehr mit dem Manne zu tun, der am Drücker sei. Heute wissen wir es besser und können uns ausrechnen, daß Impotenz nur in 10 Prozent aller Fälle ausschließlich psychische Ursachen hat. Natürlich versetzen Potenzängste dem Kleinen auch noch den Gnadenstoß, wenn die Erektion erst einmal aus anderen Gründen zu erschlaffen beginnt. Doch hat es wenig Sinn, zum Psychiater zu laufen, bevor nicht die diversen möglichen körperlichen Ursachen ausgeschlossen worden sind.

Es gehört zum Leben, daß die allermeisten Männer früher oder später mit einer gewissen Potenzschwäche konfrontiert werden. Gottlob leben wir aber, wie gleich noch zu sehen sein wird, in einer Epoche, in der neue medizinische Entdeckungen Männern auch dann zu einer Erektion verhelfen können, wenn der Penis nicht mehr so recht will.

12. Behandlungsmöglichkeiten

Die erste Anforderung an den betroffenen Mann ist, zu erkennen, daß ihm etwas fehlt. Nach ergebnislosen Monaten des Streichelns, Rubbelns und guten Zuredens entschließt er sich endlich, den schweren Gang zum Arzt anzutreten. Allein – im Ohr noch die Worte: «Komm mir bloß nicht ohne Erektion wieder ...»

Der erste Besuch beim Arzt

Es ist unwahrscheinlich, daß ein junger Mann mit denselben Ursachen der Impotenz zum Arzt kommt wie ein älterer. Daher ist es nur natürlich, daß der Doktor bei seiner Ursachenforschung jeweils andere Fragen stellt. Trotzdem fragt sich der Arzt in beiden Fällen zuallererst: «Liegt die Ursache da oben oder dort unten?» Mögliche Fragen sind: «Können Sie mit einem steifen Penis masturbieren?» «Wachen Sie manchmal mit einer ‹Morgenlatte› auf?» «Sind Sie nur in speziellen Situationen impotent (zum Beispiel bei Ihrer Frau)?» Ein Nicken auf eine oder alle dieser Fragen läßt besonders bei einem jungen Mann darauf schließen, daß sein Flüssigkeitsdrucksystem funktioniert und die Schwierigkeiten psychischer Art sein könnten.

Wenn der Patient aber ergänzt, es dauere lange bis zu einer Erektion oder sie sei vor der Ejakulation wieder weg, könnte das auf eine Durchblutungsschwäche hindeuten, auf verengte Adern oder zu durchlässige Venen oder auf ein wenig von beidem. «Haben Sie noch Lust auf Sex?» Eine wichtige Frage genau wie die, ob er sich nicht mehr so oft rasieren muß oder Symptome wie fliegende Hitze hat, ein Hinweis, daß der

Mann sein männliches Klimakterium durchmacht und bloß eine Dosis männliches Hormon nötig ist, um den Penis wieder zum Leben zu erwecken. Männern, die Zigaretten mit hohem Nikotingehalt rauchen, übermäßig Alkohol trinken, Kokain schnupfen, sich Heroin spritzen oder alles zugleich, kann der Arzt nur zur Entwöhnung raten, wenn ihr Geschlechtsleben nicht völlig auf den Hund kommen soll! Schwieriger wird es bei Männern, die in hoher Dosierung Medikamente wie Herz- oder Magentabletten nehmen, mit Impotenz als möglicher Nebenwirkung. Entweder müssen alternative Verschreibungen versucht werden oder der Arzt muß mit der Dosis variieren, um einen Kompromiß zwischen dem Penis und den lebenswichtigen Organen zu schließen. Die genaue Befragung bei der ersten Konsultation ist für das Ergebnis entscheidend, und allen Fragen muß nachgegangen werden. Auch wird jeder Besuch in der Praxis erst durch Bluttest und Urinprobe komplett. In manchen Fällen wird das Blut analysiert, um festzustellen, ob genug männliches Hormon vorhanden ist, und der Harn wird auf Zucker überprüft für den Fall, daß die Impotenz ein Vorzeichen von Diabetes ist.

Die Penisuntersuchung

Nachdem eine Anzahl möglicher Ursachen der Erektionsstörungen ausgeschieden sind, wird der Arzt höchstwahrscheinlich den Penis selbst untersuchen wollen, und das aus mehreren Gründen. Das äußere Erscheinungsbild des Penis und der Hoden kann auf einen Mangel an männlichen Hormonen hindeuten, was heute immer leichter zu beheben ist. Wichtiger noch, eine Untersuchung gibt dem Arzt Gelegenheit, den Puls des Penis zu nehmen und seinen Blutdruck zu messen. Gemessen wird dieser mit einer Miniaturausgabe der üblichen Armmanschette. Im Idealfall sollten beide Blutdrücke verglichen werden – wenn der Blutdruck im Arm fast das

Doppelte des Blutdrucks im Penis erreicht, läßt dies darauf schließen, daß die Arterien, die den Penis mit Blut versorgen, durchgängiger gemacht werden müssen. Häufig hat man noch andere Symptome, die darauf schließen lassen, daß verengte Arterien ein Problem des ganzen Körpers und nicht bloß des Penis sind. Zu diesen Symptomen gehören zum Beispiel Stechen in der Brust beim Treppensteigen oder Schmerzen in den Beinen beim Bergaufgehen.

In Ländern mit guter medizinischer Infrastruktur kann der Arzt die Tatsache nutzen, daß normale Männer mehrmals pro Nacht im Schlaf Erektionen bekommen. Er kann seinen Patienten an ein Schlaflabor überweisen, wo der Penis für die Nacht mit Meßfühlern versehen wird. Wenn der Penis mit normaler Häufigkeit erigiert, läßt dies darauf schließen, daß seine Aktivität zu anderen Zeiten psychisch beeinträchtigt wird. Inzwischen neu in den USA auf den Markt gekommen ist ein Erektionsaufzeichner im Taschenformat, der zu Hause vor dem Schlafengehen mit zwei Riemchen an den Penis geschnallt wird, die bei einem bestimmten Schwelldruck reißen. Mit diesem Gerät kann man feststellen, wie oft pro Nacht eine Erektion kommt und wie steif sie wird.

Da die Erektion aber zwei Aspekte hat (Vergrößerung und Versteifung), kann bei Impotenz zwar häufig die Vergrößerung eintreten, der Penis aber nicht steif genug werden, um in die Scheide einzudringen. Daher wurden Meßgeräte konstruiert, die nicht nur die Schwellung des Penis feststellen, sondern auch seine Steifheit. Dies ist möglich, indem man mit Gewichten am erigierten Penis ermittelt, wieviel er verkraftet, bevor er sich durchbiegt (der sogenannte Biegedruck). Die Wissenschaftler wissen, daß etwa ein Druck von einem bis zwei Pfund nötig ist, um in die durchschnittliche Scheide einzudringen, und können daher anhand der Biegeprobe beurteilen, ob eine Erektion stark genug ist. Natürlich bietet die Scheide weniger Widerstand, wenn sie im Vorspiel bereits schön gleitfähig gemacht wurde.

Weitere Tests

Manche Arzneimittel können nach seitlicher Injektion die Schwellkörper des Penis anschwellen und Blut aus den Arterien ansaugen lassen. So wird eine Erektion hervorgerufen, die von einer echten nicht zu unterscheiden ist und mindestens doppelt solange anhält. Eine einzige Injektion eines solchen Mittels bei einem Mann, dessen Erektionsprobleme psychische Ursachen haben, kann binnen Minuten eine eindrucksvolle Erektion bewirken. Für solche Männer ist der bloße Anblick ihrer Erektion nach der Injektion die beste Therapie, die sie sich wünschen können. Sie hat erfreulicherweise häufig bleibende Wirkung. Bei denen, die dann noch weiter therapiert werden müssen, hat das Mittel zumindest bewiesen, daß das Problem eindeutig psychischer und nicht physischer Art ist. Wenn es lange dauert, bis das Mittel anspricht, oder wenn der Arzt die Dosis verdoppeln oder sogar verdreifachen muß, bevor sich etwas rührt, dürfte das ein Hinweis auf eine Schädigung der Blutgefäße sein.

Bei einem jungen Mann mit Durchblutungsproblemen nach einem Unfall oder aufgrund angeborener Abnormalität kann mit einer speziellen Röntgenuntersuchung der Arterien festgestellt werden, wo die Durchflußbehinderung oder Beschädigung liegt. Nach gelungener Diagnose müßte er zu einer Bypass-Operation an den Chirurgen oder Urologen überwiesen werden. Für den älteren Mann, bei dem die Arterien in erster Linie durch Cholesterin verkalkt sind, ist eine Operation vielleicht zu riskant, und ebenso das Röntgen. Doch es gibt noch weitere Behandlungsmethoden.

Wenn die Injektion des Mittels eine gute Erektion hervorruft, diese aber rasch wieder abschlafft, deutet das womöglich eine undichte Stelle an, und kompliziertere Tests und Überweisungen an andere Spezialisten können erforderlich werden. Zu empfehlen wäre ein Radiologe, der eine ganz spezielle Diagnose durchführen kann. Indem er physiologische Kochsalzlösung in den Schwellkörper des Penis spritzt, kann der Radiologe den Penis wieder aufrichten, und nach der Feststellung, wie viele Kubikzentimeter er nach einer Injektion eines Erektionsmittels in welcher Zeit nachspritzen mußte, kann er berechnen, ob der Penis undicht ist, und wenn, wie groß das Leck ist. Gibt er Kontrastflüssigkeit durch dieselbe Kanüle ein und macht anschließend eine Röntgenaufnahme, kann er das Leck sogar orten. Bei einer normalen Erektion muß das Kontrastmittel nämlich im Penis bleiben. Aufgrund solcher Erkenntnisse kann der Chirurg dann die entsprechenden Venen veröden und damit das Leck zu schließen versuchen. Heute ist diese Behandlung in bis zu 60 Prozent solcher Fälle erfolgreich; je näher am Schwellkörper verödet wird, desto besser das Ergebnis.

Wenn das Leiden des Patienten durch einen Mangel an männlichem Hormon verursacht sein könnte, kann der Arzt ihm Hormontabletten verschreiben, um zu sehen, was dann passiert.

Ist der Patient Diabetiker, besteht eine hohe Wahrscheinlichkeit, daß seine Impotenz durch Nervenschäden verursacht ist. Das kann auch bei Männern mit Bandscheibenvorfall und mit speziellen neurologischen Erkrankungen der Fall sein, deren Liste lang ist. In solchen Fällen kann es nützlich sein, wenn sich der Arzt vom Neurologen beraten läßt. Doch gibt es außer beim Bandscheibenvorfall wenig, was getan werden kann, um die betroffenen Nervenschaltkreise wieder gängig zu machen, und für solche Patienten gibt es (wie für die, bei denen keinerlei Operation in Frage kommt) gänzlich andere Alternativen.

Selbstbehandlung gegen Impotenz

Neue Einsatzmöglichkeit für Gummiringe
Vor etwa vierzig Jahren dachte sich ein erfinderischer älterer Mann, der Probleme mit seiner Potenz hatte und vermutlich verzweifelt war, weil es damals keine Behandlungsmöglich-

keit gab, ein einfaches Gerät aus, das aus einem Rohr mit einem Gummischlauch an einem Ende besteht. Indem er das Rohr über den Penis stülpte und durch den Gummischlauch Luft absaugte, konnte er ein solches Vakuum erzeugen, daß das Blut seinen Penis aufstellte. Ein enger elastischer Ring an der Peniswurzel hielt das Blut so lange in seinem Penis gefangen, wie er es brauchte, um zu verkehren. Es heißt, er habe das Verfahren in den folgenden Jahren mit befriedigendem Ergebnis zweimal wöchentlich angewandt. Ähnliche Vakuumgeräte mit wirksamerer Absaugung sind inzwischen allenthalben auf der Welt verbreitet. Mehr als 90 Prozent der Männer, die diese Geräte benutzen, gelingt die Penetration, und mehr als 80 Prozent sind mit dem Ergebnis zufrieden. Auch wird der Penis mit der Vakuummethode nachweislich dicker als normal, und es dauert nur zweieinhalb Minuten, bis er zur vollen Größe erigiert ist.

Natürlich sind da gewisse Nachteile. Das Gummiband darf nicht länger als dreißig Minuten drangelassen werden, sonst leidet das Organ womöglich Schaden. In seltenen Fällen kann ein kleiner Bluterguß auftreten, weil eine Hauptkapillare platzt, was harmlos ist. Es kann freilich schwieriger sein, mit einem Gummiring um die Peniswurzel zu ejakulieren, obwohl von medizinischen Experten versichert wird, das sei nicht schmerzhaft und die Ejakulation werde lediglich verzögert, bis der Gummiring abgenommen wird. Die Verwendung von Penisringen, um eine schlaffwerdende Erektion zu halten, ist kein neuer Einfall. In China wurde ein Ring aus Jade, bisweilen aus Elfenbein, über den Penis gestreift und an der Wurzel durch eine Seidenschnur festgehalten, die zwischen den Beinen durch um die Hüfte geschlungen war. Heute kann man in Versandhäusern Erektionsringe aus Plastik bestellen.

Tabletten und Cremes
Das Yohimbin ist eines der ältesten bekannten Aphrodisiaka und eines der wenigen, deren Wirkung auf die Potenz wissenschaftlich erwiesen und erklärt ist. Es «überlistet» die

Schwellkörper des Penis, sich zu dehnen und mit Blut zu füllen.

Etwa 20 Prozent der Männer, die regelmäßig Yohimbintabletten nehmen, melden eine Verbesserung ihrer Erektion. Allerdings sollten nur Männer mit gesundem Kreislauf das Mittel nehmen, weil es Bluthochdruck erzeugen kann. Ein weiteres neuartiges Medikament, das vielleicht seinen Platz in der Behandlung der Impotenz finden wird, ist das Nitroglyzerin, das bereits bei Angina pectoris zur Behandlung und Vorbeugung verwendet wird. Dieses Mittel weitet bekanntlich kleine Blutgefäße und steigert die Durchblutung. Zumindest zwei Forschungsgruppen haben nachgewiesen, daß nach Einreiben des Penis mit einem Nitroglyzerin-Gel vor dem Akt eine steifere Erektion erzeugt wird. Eine Nebenwirkung kann allerdings sein, daß die Partnerin vielleicht Kopfweh bekommt, weil das Nitroglyzerin durch die Scheidenwand in ihren Kreislauf gelangt und ihre Hirndurchblutung beeinflussen kann.

Injektion von Medikamenten

Die Injektion eines Medikaments, um dem Arzt eine richtige Diagnose über die Ursachen der Impotenz zu ermöglichen, ist die eine Möglichkeit, doch werden dieselben Mittel inzwischen auch zur Therapie benutzt. Bei der richtigen Dosis stellt sich binnen Minuten eine Erektion ein, die mehrere Stunden anhalten kann, gleichviel, wie oft der Mann ejakuliert. In manchen Fällen tritt die Wirkung verzögert ein, besonders wenn der Patient während der Injektion unter Streß steht. Mancher Patient, der sich nach ergebnislosem Einspritzen solcher Mittel in der Sprechstunde zutiefst verzweifelt heimwärts trollte, gab schon von unterwegs aus einer Telefonzelle freudig die Erfolgsmeldung durch. Wer es sich zutraut, kann sich das Mittel auch daheim selbst spritzen, und allein in den USA tun das bereits Zehntausende. Bei einer solchen Selbstmedikation besteht natürlich die Gefahr des Mißbrauchs. Wenn die Behandlung nicht streng kontrolliert wird, nehmen zweifellos unerwünschte Nebenwirkungen zu. Die bedeutendste ist der Priapismus (nach dem römischen Gott Priapus) oder die Dauererektion. Eine Erektion kann bei falscher Dosierung zwischen zwei und zwanzig Stunden anhalten und den Schwellkörper des Penis nachhaltig schädigen. Sechs Stunden sind inzwischen als äußerste Grenze festgelegt, nach der der Mann daran denken muß, einen Arzt zu konsultieren. Das Gegenmittel klingt barbarisch einfach, ist aber ungefährlich und wirkt unfehlbar. Der Doktor sticht eine Kanüle in den Schwellkörper, zieht eine Spritze Blut ab und injiziert Adrenalin, das dann die Schwellkörper zusammenschrumpfen und die Erektion verschwinden läßt. Ein weiteres Problem ist, daß sich kleine schmerzlose Bindegewebsknötchen an Einstichstellen bilden können, wenn die Injektionen nicht sorgfältig und systematisch gemacht werden. Zuviel solchen Gewebes kann den Penis deformieren und den Verkehr schmerzhaft machen. Um dieses Problem nicht zu groß werden zu lassen, beschränken amerikanische Ärzte ihre Patienten inzwischen auf zwei Injektionen wöchentlich.

Prothetik

Wie Experten meinen, dürfte die erste Penisprothese wohl aus einem in die Harnröhre eingeführten Zweiglein oder Halm bestanden haben. Die das versuchten, müssen recht verzweifelt gewesen sein. Erst 1936 verfiel jemand darauf, die Erektion wiederherzustellen, indem er chirurgisch eine Versteifung in den Schwellkörper des Penis einbrachte. Ein Stück Brustknorpel fand bei dieser historischen Pioniertat Verwendung, doch wenig später begannen andere Chirurgen Knochenstücke zu implantieren. Problematisch war dabei, daß Knochen kaum biegsam waren und alsbald vom Körper resorbiert wurden, wodurch sich der Penis verformte. Um 1947 konstruierte ein Amerikaner namens Goodwin in einem Dentallabor ein Acrylplättchen, das er an der Oberseite des Penis einpflanzte, und beseitigte damit das Problem der Verformung. Als logischer nächster Schritt kamen 1960 zwei

Acrylstäbchen, die mittig in jeden Schwellkörper eingebracht wurden. Erst implantierte man sie in voller Länge des Penis und erzeugte so eine permanente Erektion. Allmählich aber wurden die harten Acrylstäbchen durch biegsamere aus Silikon ersetzt, und noch spätere Modelle hatten die unglaubliche Eigenschaft, im Hängen weich und beim Hochbiegen steif zu werden.

Und das Beste kam erst noch! In den siebziger Jahren wurden die ersten aufpumpbaren Penisprothesen erhältlich. Durch Drücken auf eine winzig kleine Pumpe im Hodensack konnte man nun Kochsalzlösung aus einem Behälterchen in hohle Röhrchen im Penis drücken und sie damit dehnen. Wenn die Erektion nicht mehr erwünscht war, genügte die Betätigung eines Ventils, um die Flüssigkeit wieder zurückfließen zu lassen, die bisher beste Nachbildung des natürlichen Flüssigkeitsdrucksystems! Heute ist alles, auch das Behälterchen, in den Penisstäbchen eingebaut, und das Anschwellen kann durch Druck auf ein Ventil am einen und Abschwellen durch Druck auf ein Ventil am anderen Ende herbeigeführt werden.

Wir treten in eine neue Epoche ein, in der Impotenz vielleicht nicht so eine Katastrophe ist wie vordem, in eine Zeit, in der Erektionsfähigkeit ohne Rücksicht auf das Alter zum Menschenrecht wird. In eine Zeit, wo es so viele Behandlungsmöglichkeiten gibt, daß den meisten geholfen werden kann; eine Zeit, in der Männer stundenlange Erektionen durch Arzneimittel oder auf Knopfdruck bekommen können, die sich auch nach einer Ejakulation nicht gleich wieder legen. Vielleicht sollte man jetzt die Frauen fragen, ob sie das gewollt haben.

13. Die Wechseljahre des Mannes – wenn der Löwe die Mähne verliert

«Wirst du älter, werden deine Eier kälter.» Der Mann, der diesen Reim an eine Pissoirwand kritzelte, scheint sich mit einer Sache abgefunden zu haben, die viele am grausamsten an ihr Alter mahnt – mit dem letzten und schlimmsten Dolchstoß in den Rücken des einst stolzen Männchens.

Man sagt, daß sie uns bereits Mitte der Vierzigerjahre so unmerklich und so heimtückisch ereilen kann, daß die Betroffenen vielleicht gar nicht merken, daß ein weiteres Kapitel ihres Lebens aufgeschlagen wird. Doch ihre Freunde, ihre Ehefrauen und Kollegen bemerken vielleicht subtile Veränderungen in der Stimmung und nicht so subtile im Verhalten.

Spiegel zeigen Männern die verräterischen Anzeichen; sie werden deshalb gemieden wie die Pest. Des Pfauen Prunkfedern werden matt, dem Löwen wird die Mähne räudig, und die stolze Brust des Raubtiers rutscht tiefer und wird zum plumpen Bauch. Obendrein kommt das Geschlechtsorgan, das vordem auf einen Kuß oder ein Streicheln hin stundenlang stramm stand, überhaupt nicht mehr aus der Deckung, läßt sich auch mit dem äußersten erotischen Bestechungsversuch nicht mehr hervorlocken. Manche reden sich heraus, nur der Kopf sei schuld, andere sagen, der Mann reagiere sklavenhaft auf vorprogrammierte Veränderungen seiner Körperchemie. Manche meinen, das sei halt das Alter, andere erklären, die Geschlechtsdrüsen seien in wilden Streik getreten und forderten Vorruhestand. Forscher und Psychologen beschäftigt seit vierzig Jahren die Frage: Gibt es ein männliches Klimakterium?

Die Midlife Crisis

Eines der herausragendsten Merkmale des mittleren Alters heute ist das Einsetzen einer fast jugendlichen Identitätskrise etwa mit fünfundvierzig Jahren, also um die Zeit, wo angeblich das männliche Klimakterium beginnt. Anders als das männliche Klimakterium wird die Midlife Crisis vermutlich jedoch nicht durch eine Revolution in den Hoden ausgelöst, sondern durch eine im Hirn. Ein wichtiger Aspekt des Mannseins, der verstanden werden will, bevor ein Mann von seiner verwirrten und häufig frustrierten Partnerin irgendwelche Sympathien erwarten darf. In dieser Zeit im Leben eines Mannes bricht das Bedürfnis durch, nicht ausgelebte Phantasien «jetzt oder nie» zu verwirklichen, und meist hat er dann endlich auch genug Zeit und Geld dazu.

Leider kann dieser letzte Ausbruch kurz vor Torschluß Chaos in der Familie anrichten. In der extremsten Form löst die Midlife Crisis tiefgreifende Veränderungen der Lebensweise aus. Der französische Maler Paul Gauguin, der seine sichere Stellung als Börsenmakler aufgab, in die Südsee auswanderte und dort seine besten Gemälde schuf, ist das klassische Beispiel für viele unzufriedene Männer mittleren Alters. In der Midlife Crisis kann es sein, daß ein Mann seine Partnerin wechselt, aus Potenzangst wie verrückt hinter jungen Mädchen her ist oder sich eine andere Arbeit sucht. Womöglich verblüfft er seine Freunde, indem er plötzlich sportlich wird, sich einen modischen Trainingsanzug kauft und täglich beim Joggen anzutreffen ist. Nachdem er sein bisheriges Leben mit Kartoffelchips und Erdnüssen auf dem Sofa vor dem Fernseher zugebracht hat, spricht er nun plötzlich vom Jazzballett oder entschließt sich, aus Gesundheitsgründen lieber mit dem Fahrrad zur Arbeit zu fahren. Die Gründe dafür reichen von der unverhofften Erkenntnis, daß der Infarkt nicht nur dem Mann von nebenan droht, bis zu der Einsicht, daß der Schmerbauch durch bloßes Nichthinsehen wohl kaum verschwinden wird. Problematisch ist dabei, daß sein hektischer Versuch, die Uhr zurückzudrehen, viel zu spät kommt. Das Schreckgespenst für jeden Herzspezialisten sind die unsportlichen Endvierziger mit Übergewicht, die plötzlich losrennen und schon in der ersten Woche all das nachholen wollen, was sie 20 Jahre lang versäumt haben.

Der kritischste Anpassungsfaktor im mittleren Alter und danach ist die Selbsteinschätzung, ob man erreicht hat, was man wollte, und nicht etwa Verunsicherung oder körperlicher Altersabbau. Interessanterweise scheinen Männer einen engen Zusammenhang zwischen Leben und Berufserfolg herzustellen. Besteht eine Kluft zwischen früheren Hoffnungen und dem tatsächlich Erreichten, kann es sein, daß sich ein Mann sehr schmerzlich bewußt wird, wie alt er schon ist und wie seine Chancen gesunken sind.

Der Unterschied zwischen männlichem und weiblichem Klimakterium

Beim Klimakterium denken wir zuerst an das weibliche Geschlecht und die vielen psychischen und physischen Veränderungen, die es auslösen kann – Depressionen, Nachtschweiß, Gewichtszunahme oder Gewichtsverlust, tiefgreifende Veränderungen von Körperfunktionen wie Ausbleiben der Regel und Verlust der Fruchtbarkeit –, als fielen plötzlich die Blütenblätter von einer einst zarten und strahlenden Blume ab. Solche Veränderungen verlaufen bei Männern allmählicher und nicht so kraß. Den meisten Männern bleibt der plötzliche Umbruch erspart, den das Klimakterium bei Frauen bewirken kann. Bei der männlichen Blüte kann es Jahre dauern, bis sich der stramme Stengel neigt, die Blütenblätter allmählich welken und die Pflanze schließlich unansehnlich wird. Natürlich bestreiten die meisten Männer solche Veränderungen oder weichen dem Gedanken daran so lange aus, bis das Ergebnis des Augenscheins nicht mehr ignoriert werden kann.

Drosselung der Hormonproduktion

Betrachten wir einmal die wissenschaftlichen Belege dafür und dagegen, daß es beim Mann etwas Vergleichbares zum Klimakterium der Frau gibt. Inzwischen dürfte klar sein, daß das Testosteron als entscheidendes Geschlechtshormon alle Körperorgane eines Mannes und sein Gehirn auf Männlichkeit schaltet, genau wie die Östrogene der chemische Schlüssel zur Weiblichkeit sind. Zwanzig oder dreißig Jahre lang sondern die Hoden folgsam dieses Hormon ins Blut ab und verpassen den Männern so ihren täglichen Schuß Männlichkeit, damit sie in ihrer Fortpflanzungszeit ihre Pflicht erfüllen können. Doch sind die Hoden keine autokratischen Napoleons, die allein über die Geschlechtlichkeit von Männern entscheiden. Dieses Vorrecht gebührt nämlich der Hirnanhangdrüse, der erbsengroßen Drüse an der Hirnbasis, und selbst diese ist nur Sklavin der Launen des Gehirns insgesamt. Obwohl winzig, dirigiert die Hypophyse das Orchester unserer hormonerzeugenden Drüsen. Gerade bei Männern kontrolliert das luteinisierende Hormon (LH) die Hormonfabriken in den Hoden und bilanziert ständig, wieviel sie täglich ausstoßen. Sinkt der Testosteronspiegel im Blut, schaltet sich das LH ein und kurbelt die Produktion an. Auch das follikelstimulierende Hormon (FSH) wird von der Hirnanhangdrüse erzeugt und sorgt dafür, daß die Produktion an Sperma in den Hoden das Soll nicht unterschreitet.

Das von den Hoden ins Blut abgegebene Testosteron lagert sich größtenteils an Eiweißverbindungen an und erreicht daher die ständig durchbluteten Muskeln, Haarbälge und Geschlechtsorgane gar nicht. Kurz, es wird daran gehindert, seine Arbeit zu tun. Nur ein bis zwei Prozent der produzierten Menge können nämlich aus dem Blut übertreten, um die äußere Vermännlichung zu sichern. Ein Teil des männlichen Hormons verwandelt sich im Fettgewebe chamäleonartig in Östrogen, das weibliche Geschlechtshormon. Dies geschieht jedoch nur in kleinen Mengen und führt selten dazu, daß der

Manneskörper Busen, Sopranstimme oder andere weibliche Attribute entwickelt. Mit vierzig bis fünfzig Jahren aber tritt etwas ein, das dieses labile Hormongleichgewicht schließlich kippen läßt. Aus einem bisher unbekannten Grund beginnen «meuternde» Hoden die chemischen Befehle der Hirnanhangdrüse zu ignorieren und leiten statt dessen eine allmähliche Drosselung ihrer Produktion ein, damit zugleich auch den Pegel an männlichem Hormon senkend. Im verzweifelten Versuch, die Ordnung wiederherzustellen, schickt die vom Gehirn dafür mobilisierte Hirnanhangdrüse Wellen von Lutein aus, um die Revolte niederzuschlagen, doch meist umsonst; der Luteinpegel erreicht dann schwindelnde Höhen. Um diesen Zustand noch zu verschlimmern, beginnt nun der in das weibliche Gegenstück Östrogen verwandelte Anteil des Testosterons etwa mit dem sechzigsten Lebensjahr zu steigen und entsteht in solchen Mengen, daß es die männlichen Organe zu spüren bekommen. Unter anderem nimmt der Anteil des Bindeeiweißes im Blut zu, jenes chemischen Fliegenfängers für Testosteron, und immer weniger Moleküle dieses Hormons bleiben für Reaktionen frei. Dann kann sich auch die männliche Brust vergrößern. Manche Wissenschaftler meinen sogar, diese partielle Feminisierung der Männer könne auch erklären, warum die Prostata im mittleren Alter wieder zu wuchern beginnt und alle möglichen Komplikationen an Harnwegen und anderen Leitungen verursachen kann.

Der Wissenschaftler, der entdeckt, warum die Eierstöcke im mittleren Alter plötzlich zu arbeiten aufhören und die Hoden allmählich zum Stillstand kommen, ist Kandidat für ein freundliches Schreiben von der schwedischen Nobelstiftung. Enthalten unsere Hoden einen geheimen Selbstzerstörungsmechanismus, der ausgelöst wird, wenn die beste Zeit fürs Kinderkriegen vorbei ist, oder heißt das nur, daß die Hoden wie die meisten anderen Organe älter und funktionsschwächer werden? Schließlich wäre schwer verständlich, warum die Natur dem Rentner einen wohlgepflegten und einsatzfähigen Geschlechtsapparat gönnen sollte, wenn Herz und Lunge ständig melden, er solle gefälligst kürzertreten. Manche Autoren meinen, die Hodenfunktion verlangsame sich, weil das Adernsystem, das sie mit Blut versorgt, im Alter verengt oder geschädigt sei. Andere vertreten die Theorie, es sei so, als halte unser Körper unsere Hoden allmählich für Fremdkörper und sende Geschwader von Antikörpern aus, um sie anzugreifen und niederzuhalten. Allerdings haben zahlreiche Klimakteriumsforscher festgestellt, daß es bei Außerachtlassung chronisch Erkrankter, psychisch Beeinträchtigter und Medikamentenabhängiger in den medizinischen Studien sogar den Anschein hatte, als verrichteten die Hoden ihre Arbeit fast wie in der Jugendzeit. Sie argumentieren, die Hoden hätten eine beeindruckende Fähigkeit, den Verheerungen des Alters zu widerstehen, doch könne auch eine kräftige Konstitution durch Unfall, Krankheit, Medikamente oder Depressionen auf Null gebracht werden; und von den Älteren kämen leider nur wenige um solche Faktoren herum.

Das Unvermeidliche bewältigen

Nehmen wir einmal an, bei den meisten Männern nehme wirklich das Testosteron als Elixier der Männlichkeit ab dem vierzigsten Lebensjahr ab. Ist das schlimm? Welche Folgen hat das? Bevor wir diese Fragen beantworten, wollen wir uns die drei Bedingungen der Männlichkeit ins Gedächtnis rufen: Fruchtbarkeit, also die Fähigkeit zur Erzeugung von genügend Spermien, um die Partnerin zu schwängern; Potenz, die Fähigkeit zur Erektion und zum Geschlechtsverkehr; und Libido, das Verlangen danach. Es ist wichtig, zu begreifen, daß ein Mann impotent, aber durchaus fruchtbar sein und eine hohe Libido haben kann. Oder er ist potent und fruchtbar, hat aber keine Lust . . . und denkbar ist fast jede andere Kombination. Das Testosteron ist fast mit Sicherheit für alle drei Bedingungen erforderlich, aber die Mengen, die für das eine nötig sind, können sich von denen für das andere stark unterscheiden. Es herrscht allgemeine Übereinstimmung, daß Potenzprobleme mit dem Älterwerden häufiger werden. Wenn jedoch, wie bereits erörtert, die Ansicht besteht, daß Impotenz und geringe Libido durch verringerte Erzeugung von Testosteron zu erklären sind, dann muß das bis ins einzelne ermittelt werden. Gesunde ältere Männer mit Problemen in ihrem Geschlechtsleben, aber ohne Impotenz infolge von Durchblutungsschwächen oder Nervenschäden im Penis und ohne Alkoholmißbrauch und Medikamentenabhängigkeit haben nur sehr selten einen derart niedrigen Testosteronpegel. Bei diesen Männern liegt die Antwort wohl eher bei den grauen Zellen als in den Drüsen. Andererseits geht bei manchen Männern tatsächlich die Testosteronproduktion plötzlich drastisch zurück, und diese Pechvögel können ein klassisches Klimakterium mit Impotenz, Verlust des sexuellen Verlangens, Hodenschrumpfung, Abnahme von Bartwuchs und Körperbehaarung und diffusen Symptomen wie Müdigkeit und fliegende Hitze durchmachen. Sie haben die besten Aussichten bei einer Behandlung mit männlichem Hormon.

Wir reden also womöglich von drei verschiedenen Gruppen von Männern. Da sind die einen, die von den Einbrüchen des Alters in den Organismus völlig unbetroffen bleiben, Mitglieder des Charlie-Chaplin-Fanclubs, deren Sexualleben und Testosteronspiegel der Altersschwäche trotzen wie unerschütterliche Säulen. Dann haben wir die, die sich unter den Stürmen der Zeit allmählich biegen und deren sexuelle Betätigung und Geschlechtshormonpegel zurückgehen, wobei die Hormone aber nicht so viel weniger werden, daß ihre Störungen von Potenz und Libido damit erklärt wären. Schließlich gibt es noch die dritte Kategorie, die vom ersten Windstoß umgeblasen werden und infolge Erkrankung oder Medikamenten unter plötzlichem Testosteronentzug leiden und ein klassisches männliches Klimakterium durchmachen. Aus neueren Untersuchungen geht hervor, daß etwa 10 Prozent der älteren Männer zur letzteren Gruppe gehören.

Die Fruchtbarkeit geht anerkanntermaßen mit dem Älterwerden zurück, doch selten in dramatischem Umfang. Man hört von Achtzigjährigen, die ihre wesentlich jüngeren Ehefrauen schwängerten, und in der wissenschaftlichen Literatur wird sogar von einem Vierundneunzigjährigen berichtet, der noch Vaterfreuden genoß. In einer Untersuchung wird berichtet, daß Fünfundfünfzigjährige noch immer mehr als 75 Prozent der Spermienzahl von Fünfundzwanzigjährigen ejakulierten. Es scheint in der Tat, als stellten Männer auch noch im fortgeschrittenen Alter ein Schwangerschaftsrisiko dar, und Frauen sollten sich von grauen Haaren und krummen Rücken nicht täuschen lassen.

Die Fruchtbarkeit ist eine Sache und für einen Ruheständler nicht unbedingt so interessant. Wie aber ist es mit dem Verkehr? Bevor wir auf den Wandel der Sexualfunktionen im Alter eingehen, erst die guten Nachrichten. Von einem Kleinerwerden des erigierten Geschlechtsorgans im höheren Alter ist nichts bekannt, und ältere Männer sind sehr viel geschickter darin, ihre Ejakulation zu verzögern, als in der Jugend, wo schon der sachteste Reiz zum Ausbruch führen konnte. Diese Beobachtung deckt sich mit dem Ergebnis einer amerikanischen Forschergruppe, daß die Schwelle, bei der ein Mann einen Vibrator an der Eichel wahrnimmt, mit dem Alter allmählich angehoben wird. Nicht ganz so froh ist die Botschaft, daß die Hoden ein bißchen schrumpfen und der Anstellwinkel des voll erigierten Penis im Laufe der Jahre flacher wird. Auch nimmt die Kraft der Ejakulation mit dem Älterwerden ab.

Nun zu den schlechten Nachrichten. Offenbar dauert es bei Männern mit dem Älterwerden länger bis zu einer Erektion, und wenn er erst mal steht, reicht schon eine kleine Ablenkung, und er zieht sich wieder zurück. Der Orgasmus kann, wenn er kommt, nicht mehr so intensiv sein, aber im allgemeinen wird sexuelle Intimität genauso lustvoll erlebt wie damals, als unser alternder Löwe noch reihenweise Mädchenherzen brach.

Wie weit sind die Veränderungen des Sexuallebens, die anerkanntermaßen mit fortschreitendem Alter geringer ausfallen, auf den sinkenden Testosteronspiegel zurückzuführen, und wieviel davon ist psychisch bedingt? Wir haben bereits gesehen, daß echte Impotenz im allgemeinen ein Problem von Durchblutung oder Nervenschädigung oder eine Kombination beider ist. 1982 legte ein amerikanischer Forscher Daten über ältere Ehepaare vor, die sich wegen sexueller Probleme hatten beraten lassen. Bei 60 Prozent der Männer, bei denen sexuelle Probleme einsetzten oder sich zusehends verschlimmerten, trat dies genau dann ein, wenn ihre Ehefrauen im Klimakterium waren. Trockenheit der Scheide und die Furcht, weh zu tun, Empfindungen des Zurückgewiesenseins, postklimakterische Blutungen und sogar Wut und Enttäuschung wurden als Gründe für abnehmendes Interesse der Männer am Verkehr und für Potenzstörungen genannt.

Hierauf wollen wir näher eingehen. Männer im mittleren Alter müssen sich häufig mit Realitäten auseinandersetzen, die gar nicht auf der sexuellen Ebene liegen: körperliche Schwäche, Krankheitsfurcht, berufliche Unsicherheit, Bedrohung durch nachdrängende jüngere Konkurrenten, Angst vor dem Altwerden, Zwangspensionierung oder Trauer und Verzweiflung über verpaßte Chancen. Diese Schläge gegen das Stehvermögen, sein Selbst und die soziale Stellung können einen Mann tief in seinem Mannesstolz treffen, sein Fundament erschüttern und in die sexuelle Sphäre ausstrahlen. Es wird nämlich immer offensichtlicher, daß psychische Einstellungen besonders beim Mann die Libido viel stärker bestimmen als jeder andere Faktor. Wenn ein Mann älter wird, kann er durch solche Einflüsse stärker getroffen werden. Was die Natur an die Männer austeilt, sind womöglich Streicheleinheiten verglichen mit dem, was sie sich selber antun.

Interessant ist, daß Kinsey in seinem klassischen Werk «Das sexuelle Verhalten des Mannes» berichtet, daß zwar viele Aspekte der sexuellen Betätigung beim Mann mit dem

Alter abnähmen, aber eines der Merkmale mit dem geringsten Rückgang die Häufigkeit des außerehelichen Verkehrs gewesen sei. Dies wurde der anregenden Wirkung neuer Kontakte zu Frauen zugeschrieben, ein weiterer Wink mit dem Zaunpfahl, daß psychische Faktoren für das Aufrechterhalten des sexuellen Interesses entscheidend sind. Daher ist es für die sexuelle Beziehung ganz entscheidend, daß der Mann seine Frau im Klimakterium nicht nur moralisch und psychologisch unterstützt, sondern auch die Verantwortung dafür übernimmt, im gemeinsamen Intimleben für den Reiz der Neuheit zu sorgen.

Ist das männliche Klimakterium weitgehend ein Mythos, von Männern als faule Ausrede für ihre nachlassende Leistung im Bett erfunden? Oder haben es sich Frauen ausgedacht, um den Männern klarzumachen, es gebe eigentlich gar keine Unterschiede zwischen den Geschlechtern? Manche Männer durchlaufen in der Tat ein Stadium, das man salopp als Klimakterium bezeichnen könnte, weil ihr Hormonspiegel drastisch zurückgeht, doch das ist nur eine Minderheit. Bei den meisten Männern wird die Geschlechtschemie im Laufe vieler Jahre allmählich zurückgefahren und kann an der von vielen deutlich wahrgenommenen Abnahme ihrer sexuellen Betätigung schuld sein. Krankheit, Alkohol, Medikamente und vor allem psychische Probleme wirken sich allesamt schädigend auf diese empfindlichen Vorgänge aus. Heute bedeuten Psychotherapie, Hormonbehandlung und der Einsatz neuer chirurgischer Methoden, daß die Männer ihre Sexualität nicht mehr dem Alterungsprozeß opfern müssen. Doch als Vorbedingung dafür, auch Hilfe zu suchen, müssen sich Männer wie Frauen über die Auswirkung des Alterns auf ihre Sexualität klarwerden, und sich vor allem nicht dem kulturellen Druck von Auffassungen beugen, die das Recht auf Sexualität im Alter verneinen und meinen, das sei nur etwas für junge Leute.

14. Die Prostata: das verborgene Geschlechtsorgan des Mannes

Die meisten Männer wachsen mit der Vorstellung auf, nur Frauen hätten innere Geschlechtsorgane. Sie hören von Menstruationskrämpfen, Gebärmutterentfernung, Wucherungen der Gebärmutterschleimhaut und wissen, daß Tausende von Frauen regelmäßig den Frauenarzt aufsuchen, um ihre Geschlechtsorgane vorbeugend untersuchen zu lassen, ob auch alles in Ordnung ist. Verständlich, daß viele Männer inzwischen glauben, Erkrankungen des Fortpflanzungsapparats seien auf Frauen beschränkt, und im Leben nicht darauf kämen, daß da anatomische Ähnlichkeiten zu ihrem eigenen Reproduktionssystem bestehen können – jedenfalls so lange, bis etwas damit nicht mehr stimmt.

Die Prostata: Freund und Feind zugleich

Man frage den Mann auf der Straße, was seine Prostata tut und wo sie sitzt, und mit hoher Wahrscheinlichkeit bekommt man nur vage Antworten wie: «Ist das nicht was bei alten Männern?» «Hat was mit Pinkelnkönnen zu tun», oder «Da kann man Krebs kriegen, oder nicht?» Für viele ist die Prostata geheimnisumwittert – ein schattenhaftes Wesen im Niemandsland der inneren Geschlechtsorgane – und dabei bleibt es faktisch nur wenigen Männern erspart, daß sich ihre Prostata irgendwann im Leben unangenehm in Erinnerung bringt. Obwohl ziemlich klein, kann sie, wenn sie erkrankt, den stärksten und robustesten jungen Mann umwerfen und einen alten Mann lebensgefährlich erkranken lassen.

In gesundem Zustand hat die Prostata ungefähr die Größe einer Kastanie. Sie liegt wie eine Schwimmweste um den

Ansatz der Harnröhre, eine Anordnung, die unangenehm für das Wasserlassen werden kann, wenn die Drüse wuchert (vgl. Abbildung auf S. 83). Sie sitzt an einer sexuellen Straßenkreuzung und gibt den Verkehrsfluß auf dem Hauptverkehrsstrang von der Blase nach draußen frei, läßt aber bisweilen auch, während der Ejakulation, kleine Konvois von Geschlechtsdrüsensekreten aus Nebenstraßen einbiegen. In der Mitte der Drüse und mitten auf diesem Hauptverkehrsstrang liegt die «Druckkammer», die eine wichtige Rolle bei der Ejakulation und der Auslösung des Orgasmus spielt.

Während der Ejakulation spritzt die Prostata zusammen mit den Sekreten der anderen Drüsen eine Mischung aus chemischen Sexualstoffen in die Druckkammer. Die Funktionen der Bestandteile des Prostatasekrets sind noch unbekannt. Einer davon, das Spermin, ist für den typischen Geruch der Samenflüssigkeit verantwortlich; andere verflüssigen die Samenklümpchen nach der Ejakulation und lassen so die Spermien wieder frei; wieder andere sind offenbar ein natürliches Antiseptikum zur Abtötung potentiell gefährlicher Bakterien in der Scheide; und wieder andere können die DNS im Kopf der Spermien stabilisieren. Die Drüse ist in Wachstum und Funktion völlig abhängig vom Testosteron. Man entferne die Hoden, und die Kastanie schrumpft zur Erdnuß und ihr früherer Sturzbach von Sekreten versiegt zum Rinnsal. Man injiziere dem Patienten Testosteron, und der Prozeß kehrt sich um.

Höllenqualen: akute Prostatitis

Kein Organ ist den Bakterien heilig, aber für einen Genießer unter diesen Einzellern ist die Prostata gewiß ein Leckerbissen, randvoll mit Köstlichkeiten, und von draußen bequem durch einen relativ kurzen Tunnel zu erreichen. Besser, man liest nur über einen akuten Anfall von Prostatitis, als man hat ihn. Schlimm sind nicht nur das Fieber und die Rückenschmerzen, nicht die allgemeine Mattigkeit, sondern vor allem die rasenden Entzündungsschmerzen, die sich bis ins Innerste der männlichen Sexualität hineinbrennen. Beim Harnlassen verwandelt sich das Organ in einen kleinen Flammenwerfer, und die Ejakulation kann, sofern überhaupt die Kraft dazu reicht, derart schmerzhaft werden, daß ein Mönchsdasein langsam attraktiv wird. Der Arzt ersucht den Patienten mitfühlend, sich vornüberzubeugen, schiebt ihm zwei Finger in den After, drückt sachte auf die angeschwollene Drüse und brüllt in die Schmerzensschreie des Gefolterten hinein, die Diagnose habe sich bestätigt. Ein guter Arzt würde diesen Teil der Untersuchung weglassen, weil die Gefahr besteht, Bakterien in den Blutkreislauf zu drücken und eine schwere Blutvergiftung zu verursachen. Heute kann eine massive Gabe von Antibiotika die Eindringlinge normalerweise zurückschlagen, die Flammen löschen und alle Sehnsucht nach dem Zölibat wie durch Zauber verfliegen lassen. Bei ein paar Pechvögeln allerdings kann der furchtbare Schmerz als chronische Prostatitis wiederkehren, und diese sind dann für viele kommende Jahre damit geschlagen.

Wiederkehrendes Fegefeuer: chronische Prostatitis

Eines Tages ist es soweit. Vielleicht fängt es als «leichtes Brennen da unten» an, so unbedeutend, daß man es vor seiner Frau nicht mal erwähnt. Oder es fällt vielleicht etwas deutlicher aus – wie ein leichtes Pochen im Hodensack, das durch enge Jeans oder Unterhosen verschlimmert wird, oder ein merkwürdiges Unbehagen aus dem tiefsten Innern. Oder er merkt es beim Gang zur Toilette oder nach einer Ejakulation – ein Stechen oder Ziehen im «Wasserwerk». Er nimmt es zur Kenntnis und vergißt es wieder. Doch am nächsten Tag ist es wieder da, dasselbe dumpfe Pochen, das allmählich stärker wird und ihn den ganzen Tag beschäftigt.

Zum ersten Mal schießen ihm schlimme Gedanken durch den Kopf: Womöglich Krebs? Allmählich übernehmen die Symptome die Regie, töten ihm den Humor ab und verpfuschen ihm sein Gesellschafts- und Liebesleben. Plötzlich und unverhofft hat er vielleicht einen guten Tag, an dem die Symptome abklingen, und er ist voller Freude, Lebenslust und Liebe zu seiner Nächsten. Aber dann kehren sie um so schlimmer wieder. Manche spüren zum ersten Mal im Leben deutlich ihre diversen Geschlechtsdrüsen. Dann wirft sie nämlich nicht nur die Prostata nieder, sondern auch noch ein weiteres Geschlechtsdrüsenpaar, das hoch oben hinter der Blase und zwischen dieser und dem After sitzt: die Bläschendrüsen. Wie zwei Kaninchenohren hängen sie an derselben Blutversorgung wie die Prostata und teilen häufig deren Infektionen. Sind Prostata und die Bläschendrüsen chronisch entzündet, nennt man das chronische Prostatavesikulitis, abgekürzt CPV. Die chronisch geschwollenen Drüsen drücken auf umgebende Nerven, die vom Rückenmark zu den äußeren Geschlechtsorganen und deren Umgebung hinunterführen. Das Ergebnis ist eine Art Kurzschluß. Das Stechen oder Ziehen fühlt sich an, als komme es aus den Hoden und anderen Regionen, entsteht aber in Wirklichkeit weiter oben, ähnlich wie bei dem Schmerzbild von Angina pectoris, wo man im linken Arm Schmerzen hat, die durch einen Kurzschluß in den Nerven vom Herzmuskel verursacht werden. Viele Männer reagieren seltsamerweise skeptisch, wenn ihnen gesagt wird, der Schmerz, den sie innen oder hinter dem Hodensack, an den Innenseiten der Schenkel oder in der Leistengegend spüren, gehe von der Erkrankung der Geschlechtsdrüsen in der Blasengegend aus. In manchen Fällen wandert die Infektion in den Fortpflanzungsorganen durch die Verbindungskanäle weiter zu den Nebenhoden, die an jedem Hoden angelagert sind und dafür zuständig sind, die Spermien reifen zu lassen, bevor sie sich auf ihre Reise zum Ei machen. Kommt es so weit, sind stechende oder ziehende Schmerzen im Hodensack, besonders wenn mit Schwellungen verbunden, ein

Anzeichen von Epididymitis oder Nebenhodenentzündung, die katastrophale Folgen für die Zeugungsfähigkeit des Patienten haben kann.

Die ärztliche Untersuchung

Normalerweise begeben sich Männer erst zum Arzt, wenn sie spüren, daß in ihrer Tabuzone eine lebensbedrohliche Lage entstanden ist. Diesen ersten Gang in die Praxis machen sie gar häufig erst nach monatelangen, manchmal sogar jahrelangen Vorhaltungen besorgter Ehefrauen.

Wieder tastet ein Gummifinger durch den After die Prostata sorgfältig und methodisch ab. Die Reaktionen sind vielfältig und helfen dem Arzt bei seiner Diagnose auf die Sprünge. Auch wenn die Reaktion vielleicht nicht so heftig ausfällt wie bei akuter Prostatitis, kann der Patient den unwiderstehlichen Drang haben, laut zu brüllen und den umbringen zu wollen, dem der Finger gehört. Diese Reaktion läßt auf eine Verschlimmerung einer chronischen Prostatitis schließen. Oder es kommt gar keine Reaktion – die Untersuchung ist unangenehm, aber nicht unerträglich. Alles zwischen diesen beiden Extremen dürfte auf verschiedene Ausprägungen einer chronischen Prostatitis schließen lassen. Die Gummifinger setzen ihre Ermittlungen fort und manipulieren bereits die ohnehin schon überempfindlichen Gebilde zwischen den Schenkeln. Ein Drücken hie, ein sadistisches Kneifen da, ein Schmerzlaut da, ein Wehgeschrei dort tun dem Inquisitor möglicherweise kund, daß sich die Entzündung bis zu den Nebenhoden ausgebreitet hat. Schmerzlose kleine Zysten und schwache Knötchen daran künden davon, daß die Entzündung schon einmal da war und ihre Visitenkarte hinterlassen hat.

Und damit sind wir bei etwas Wichtigem – den Bläschendrüsen. Sie sitzen hinter der Blase verborgen und können durch die Mastdarmwand nur von Ärzten ertastet werden, die mit sehr langen Fingern gesegnet sind. Deshalb kann es für Arzt oder Ärztin schwierig werden, diese Organe als Primärherde des Leidens auszuschließen. Heute werden mit Hilfe von Ultraschall und Mastdarmsonden, mit denen für Fingerspitzen unzugängliche Regionen erreicht werden, die von diesen Gebilden so lange gehüteten Geheimnisse offengelegt; die Ärzte können so schließlich fotografisch zum unbestreitbaren Nachweis der Prostataerkrankung und Entzündung der Bläschendrüsen gelangen. Ohne Ultraschall muß sich der Arzt auf eine Kombination von Intuition und langen Fingern verlassen. In vielen Fällen von Vesikulitis, wo der Arzt keine eindeutigen Anhaltspunkte für die Ursache des «Männerleidens» finden kann, verfällt er vielleicht aus Verzweiflung auf eine Kur mit Antibiotika. Leider wird in den meisten Fällen die Kur nicht ausdauernd genug fortgesetzt oder das falsche Antibiotikum verschrieben. Wenn der bedauernswerte Patient dann mit demselben Brennen in seinen Beckenorganen wiederkommt, trifft er vielleicht nur auf ein Schulterzucken und einen Arzt, dem die Alternativen ausgehen.

Es heißt, man könne einen Mann mit CPV stets an den Augen erkennen, die tief in den Höhlen liegen, an den chronischen Stirnrunzeln, an seinem unsicheren Gang, daran, wie vorsichtig er sich hinsetzt, und daran, wie emotionslos er seine Symptome nach Art eines Kassettenrekorders aufzählt. Letzteres deswegen, weil er sie häufig nicht dem ersten Arzt berichtet, sondern nur einem von vielen in einer langen Kette. Manche haben derart viele Antibiotikakuren als «letzte Rettung» hinter sich, daß sie den Überblick verloren haben. So schleppt sich der Patient ermattet von einem Arzt zum andern, im verzweifelten Bestreben, seine inneren Organe und seine sexuelle Gesundheit zu retten. Es kann sogar vorkommen, daß ihm einer unterstellt, er bilde sich das alles nur ein – wenn so viele Antibiotika nicht wirkten und der Arzt keinen konkreten Anhaltspunkt finden kann, daß etwas nicht stimmt, welche Alternativen gibt es dann noch? Leicht kommt der arme Mann zu der Überzeugung, seine Zukunft sei restlos finster.

Aber zurück zum Ultraschall, einer Technik, die die Selbstachtung zurückgeben kann. Männern, die sich jahrelang im Zwischenreich zwischen psychischen und körperlichen Höllenqualen bewegt haben, wird jetzt sachlich mitgeteilt: «Nein, sie sind nicht verrückt, guter Mann. Sie haben bloß Vesikulitis.» Ach, was für Engelsworte! Doch nach dem ersten Hochgefühl fragt er mit aufdämmerndem Verstand: «Aber warum ich, und kann man was dagegen machen?»

Prostatavesikulitis (CPV)

Was verursacht CPV? Kurze Gaben von Antibiotika haben in vielen Fällen wenig oder gar keine Wirkung, und es nützt nicht viel, die Sexualsekrete auf Krankheitserreger zu untersuchen, weil diese bei normalen Ermittlungsmethoden entweder unsichtbar bleiben oder schlicht nicht vorhanden sind. Doch die Beweise, daß etwas mit den Geschlechtsdrüsen nicht stimmt, liegen ja auf der Hand. Wenn der Patient bei einer rektalen Betastung einen Hochsprung macht, drückt er den Tatbestand deutlich aus.

Fotografisches Material liegt nun vor, und in vielen, aber nicht allen Fällen ist das Vorhandensein weißer Eiterzellen in den Sexualsekreten ein eindeutiger Hinweis, daß das Immunsystem einen unsichtbaren Feind bekämpft. Weil es so schwer ist, den Erreger zu finden, sah sich die Ärztezunft genötigt, Namen wie Prostatodynia (Prostataschmerz) zu erfinden, also eine den Patienten sattsam bekannte Diagnose, Autoimmunprostatitis (Entzündung durch Mobilisierung von Antikörpern), toxische Prostatitis (Entzündung infolge Ansammlung giftiger Abbauprodukte von Sekreten). Wenigstens hatte der Patient dann eine wohlklingende Diagnose, mit der er seine Freunde bei der nächsten Party beeindrucken konnte. Doch wie war zu erklären, daß geduldige Antibiotikakuren – zwischen sechs und zwölf Wochen mit speziellen Antibiotika – in vielen Fällen völlige Symptomfreiheit bewirken konnten, und das sogar nach jahrelangen Höllenqualen? Also ist es wohl doch ein Bakterium. Der Grund, warum Antibiotika nicht teelöffel-, sondern eimerweise verabreicht werden müssen, liegt darin, daß die Drüsen sich selten entleeren und relativ gering durchblutet sind. Ohne diesen Transportweg fällt es dem Körper schwer, seine Truppen für den Gegenangriff nach vorn zu bringen.

Nachdem er so eine bequeme Nische in einem unzugänglichen Winkel seines gastfreundlichen Wirts gefunden hat, zeigt unser kleiner Freund, die Mikrobe, wenig Lust, seine Anwesenheit in den Sexualsekreten kundzutun. Erfreulicherweise können die Ärzte mit Ultraschallbildern erstmals feststellen, ob das Antibiotikum dem Eindringling zu Leibe rückt; alle Veröffentlichungen lassen jedoch darauf schließen, daß Arzt wie Patient viel Geduld aufbringen müssen, bevor es soweit ist. Eine aufregende neue Entwicklung auf diesem Gebiet ist das Einbringen des Antibiotikums direkt in die Drüse durch ultraschallgeführte Nadeln und das Abziehen von Eiter aus unzugänglichen Regionen. Diese revolutionäre Technik wird in Zukunft manchem CPV-Opfer die Tränen trocknen.

Wo kommt diese Bakterie her? Wird sie sexuell übertragen? War mir meine Frau untreu? Die Warum-das-mir-Frage wird häufig gesprächsbeherrschend, wenn die Frage nach den Heilungschancen erst einmal beantwortet ist. Die Ärzte sind unsicher. Unschuldige Knaben, die noch nie Verkehr gehabt haben, können an der Krankheit leiden, ein Hinweis darauf, daß die Infektion über den Kreislauf kommen kann – zum Beispiel von einem entzündeten Zahn, einer Mandel- oder Nebenhöhlenentzündung. Andererseits können viele Männer, die zuvor eine sexuell übertragene Krankheit gehabt haben, das Leiden nach ein paar Jahren entwickeln. Manche Männer erinnern sich schwach an eine dramatisch verlaufene akute Episode mit Fieber, Schüttelfrost und Rückenschmerzen, die dann nach einer Behandlung mit Antibiotika später in das chronische und wiederkehrende Leiden mündete, das wir bei CPV vor Augen haben. Andere erinnern sich nicht, jemals so drastische Symptome gehabt zu haben, und ihr Leiden tritt bescheidener auf. Hier haben wir noch viel zu lernen.

Streß und Erkältung verursachen häufig eine Wiederkehr von CPV-Symptomen oder machen ein bereits schmerzhaftes Leiden schlimmer. Spezialisten für Geschlechtsdrüsen haben auch entdeckt, daß Männer mit CPV häufig Streßberufe mit hoher Verantwortungslast haben. Unter solchen Bedingungen fallen Entscheidungen vielleicht nicht immer rational, sondern werden eher durch schmerzende Geschlechtsdrüsen gesteuert. Historiker bemerkten, Napoleons Fehlentscheidungen bei Waterloo seien vielleicht durch eine besondere Schmerzattacke seiner Hämorrhoiden zu erklären. Ob CPV weitreichende historische Entscheidungen der Gegenwart ebenso beeinflußt?

Daß Streß und Erkältung die Symptome von CPV verschlimmern, kann mit der Mangeldurchblutung der Geschlechtsdrüsen unter solchen Umständen zusammenhängen. Dann werden nämlich die chemischen Stoffe, die von der Entzündung herrühren, in größeren Mengen ausgeschüttet. Angeblich empfinden CPV-Patienten höchste Erlösung in brühheißem Badewasser, wobei das erleichterte Stöhnen zur besseren Durchblutung der unterversorgten Drüsen direkt proportional ist. Obwohl es wenig konkrete Anhaltspunkte dafür gibt, sollen auch Kaffee und Alkohol die Symptome eines CPV-Patienten verschlimmern, vermutlich wegen ihrer Auswirkungen auf die Durchblutung.

Schließlich sollte noch ein wichtiger Aspekt von CPV erwähnt werden. Es gibt junge Männer, die mit dem Leiden herumlaufen, ohne es zu merken. Die Symptome sind häufig so harmlos, daß sie ignoriert werden. Häufig wird die Krankheit erst entdeckt, wenn sie mit Zeugungsproblemen zum Arzt kommen, und dann ist die Tragödie da: chronische CPV kann zu Unfruchtbarkeit führen, wenn sie nicht behandelt wird. Die Infektion breitet sich heimtückisch von den Geschlechtsdrüsen über die Samenleiter zu den Nebenhoden aus. Dort verursacht sie eine lokale Entzündung, die die haarfeinen Kapillaren, in denen die Spermien vom Hoden nach draußen geleitet werden, auf Dauer verkleben, ähnlich wie lokale Infektionen die Eileiter verschließen und den Transport des Eies zur Gebärmutter verhindern können. Wenn dies beidseitig geschehen ist, ist die Prognose für beide Geschlechter äußerst schlecht. Vorsorgeuntersuchungen sind die Lösung. Nötig wäre ein einfacher Test, der in Reihenuntersuchungen solche Männer diagnostizieren kann, die mit fast symptomloser CPV herumlaufen. Das ist heute eine der Herausforderungen für die Forschung im Bereich der Geschlechtsdrüsen.

Männer haben sehr wohl innere Geschlechtsorgane, und es ist höchste Zeit, daß sie darüber reden und sich um sie kümmern. Dank Ultraschall und einem neuen Bewußtsein für das Leiden wird es immer klarer, daß wir es hier mit einer Sache zu tun haben, die sich als neue Volksseuche entpuppen könnte, als Quelle von Schmerzen für Tausende, einer Qual, die Männer noch viel zu oft schweigend hinnehmen.

Die Bürde des Alters: Prostatawucherung

In der Pubertät wächst die Prostata, wenn das Testosteron den Geschlechtsapparat zum ersten Mal in Gang setzt. Einmal aktiviert, leistet die Drüse ihrem Herrn fast vierzig Jahre lang treue Dienste. Aber dann geschieht etwas Merkwürdiges: ein seit der Geburt schlummernder Teil der Drüse beginnt zu wuchern. Kein Krebs, sondern eher ein Zuwachs an neuem Prostatagewebe. Mit fünfundfünfzig Jahren weisen 60 Prozent der Männer Anzeichen für solche Veränderungen ihrer Drüsen auf. Auf beengtem Raum drückt die neue Wucherung die ursprüngliche Drüse zusammen, bis sie zu einem rudimentären Überbleibsel wird – zu einer zweiten Haut auf der Oberfläche des Organs. Sie schiebt in alle Richtungen, hebt die Blase, quetscht die Harnröhre und drückt auf die Mastdarmwand. Wenn ein Urologe seinen Finger in den After steckt, kann er diese Ausdehung spüren und nach Fingerbreiten messen – von zwei, was normal ist, bis zu vier oder gar fünf. Durch behutsames Betasten der Prostata kann er ihre Beschaffenheit feststellen und Prostatawucherungen, die glatt, aber fest sind, von dem gefürchteten Prostatakrebs unterscheiden, der an der Oberfläche hart und knotig ist.

Die wachsende Prostata macht sich bemerkbar. Die Blase, in eine ungewöhnliche Lage gehoben, kann schwerer völlig entleert werden. Der zurückbleibende Harn, Resturin genannt, wird leicht von Keimen besiedelt, und der Patient kann zum ersten Mal in einem langen Leben Blasenkatarrh bekommen. Das kann sogar eines der ersten Symptome einer Prostataerkrankung sein, und ein Grund für einen Besuch in der Praxis des Urologen. Auch das Harnlassen wird bisweilen zur Peinlichkeit. Vorbei sind die Zeiten, wo der Gang aufs Klo nur eine Unterbrechung des Arbeitstages war. Jetzt ist eine psychische Anstrengung erforderlich, um den Harn durch eine zusammengedrückte Harnröhre hinauszupressen, und dieser Kampf mit der Blase kann lange dauern. Gänge aufs WC werden zu wichtigen Ereignissen und mit zunehmender Häufigkeit auch mitten in der Nacht erforderlich, oft drei- bis viermal. Wenn diese nächtlichen Visiten immer häufiger werden, muß etwas geschehen. Wegen des Drucks auf die Harnröhre kommt der Harn, wenn er schließlich erscheint, nicht als Strahl, sondern tröpfchenweise. Der Arzt kann dem Mann einfach beim Pinkeln zusehen oder den schlechten Harnfluß mit einem Spezialgerät messen. Es geht nicht nur langsam, sondern häufig auch noch eine Weile weiter, wenn die Hose schon wieder geschlossen ist. Das allein schon ist mißlich genug, um eine Behandlung zu begründen. Das größte Schreckgespenst für die meisten Männer mit solchen Problemen beim Wasserlassen ist das Risiko der Harnverhaltung, wenn es trotz der Beschwörungen und der Kopfgymnastik über der Schüssel zur völligen Blockade kommt. Das kann passieren, wenn die ersten Anzeichen der Blasenfüllung ignoriert wurden und das Gewicht der vollen Blase auf die vergrößerte Prostata drückt und die Entleerung noch mehr erschwert. Passieren kann das nach einer kurzen Erkältung oder nach Einnahme bestimmter Medikamente, z. B. von Antihistaminen.

Wie immer die Ursache, der Harn wird nach Murphys Gesetz immer dann verhalten, wenn eine Behandlung kaum möglich ist, etwa auf einem Transatlantikflug oder in einer winzigen Gebirgshütte. Nur eine Einlieferung ins Krankenhaus oder ein Hausbesuch vom Arzt kann eine lebensbedrohliche Situation mit der Gefahr des Nierenversagens in freudige Erleichterung verwandeln, nachdem schlicht ein Katheter in die Blase eingeführt wurde.

Warum fängt die Prostata plötzlich an, wieder zu wachsen? Des Mannes guter Freund, der Hund, ist die einzig andere Spezies, die an Prostatawucherungen leidet. Nicht einmal unsere Affenverwandten scheinen Ärger mit ihrer Prostata zu haben, warum also wir? Diese Wiedergeburt der Prostata ist von Forschern mit früherer sexueller Betätigung, mit Ernährungsgewohnheiten und mit anderen Aspekten der Lebensweise in Zusammenhang gebracht worden, aber es gibt bisher keine Anhaltspunkte für eine durchgängig identifizierbare Ursache. Eine zunehmend beliebtere Theorie lautet, daß die Sache mit unseren Hormonveränderungen zusammenhängt – mit einer Art männlichem Klimakterium, bei dem sich die Verhältnisse zwischen den verschiedenen Sexualhormonen unmerklich verschieben. Weithin bekannt ist, daß Männer um die Zeit, wo sich Prostatawucherungen entwickeln, relativ mehr weibliche Sexualhormone produzieren, also Östrogene. In der Tat lassen die neuesten Daten darauf schließen, daß dies sogar vor Ort in der Drüse durch eine östrogenerzeugende Substanz geschieht. Inzwischen gibt es bereits Versuche mit Medikamenten, die diese Substanz inaktivieren, so daß der lokale Schwerpunkt an weiblichen Sexualhormonen abgebaut werden kann.

Behandlung von Prostatawucherungen

Heute werden Prostatawucherungen gewöhnlich chirurgisch behandelt, obwohl es in den letzten Jahren einige interessante Versuche gibt, den Druck der Prostata zu verringern, indem man spezielle Spiralfedern in die Harnröhre implantiert. Bevor er das Skalpell herausholt, muß der Urologe sich das schuldige Organ näher durch ein Zystoskop genanntes Gerät betrachten, das in die Harnröhre eingeführt und dann bis in die Blase vorgeschoben wird.

Für den Neuling mag der erste Anblick eines Zystoskops furchterregend sein. Mancher Mann, der seinen Penis immer für normal gewachsen hielt, ist nun plötzlich damit konfrontiert, daß er viel zu klein sein könnte, um ein solches chromblitzendes Monstrum aufzunehmen. Sogar das Wissen, daß die Harnröhre unglaublich elastisch ist, kann kaum die unwiderstehliche Versuchung dämpfen, sofort die Hosen hochzuziehen und fluchtartig das Weite zu suchen. Andererseits ist die Erfahrung, wie jeder bestätigen kann, der eine Zystoskopie hinter sich hat, relativ schmerzlos, weil der Penis vor der Anwendung des Geräts örtlich betäubt wird.

Wenn der Patient entspannt ist, gleitet das Zystoskop mühelos durch den Penis bis in die Blase und gewährt dem Urologen einen Blick aus nächster Nähe auf die wichtigsten Teile des männlichen Fortpflanzungsapparates. Er kann jetzt messen, wie groß die Prostata ist, und entscheiden, wie weit sie die Harnröhre einengt. Der nächste Schritt ist, das störende Gewebe zu entfernen und den Druck auf das Harnwegesystem zu lindern. Die übliche Methode ist ein Wegschneiden oder Wegbrennen des Mittelteils der Prostata, ungefähr wie das Herausstechen des Kernhauses aus einem Apfel. Diese Operation wird als transuretale Resektion oder kurz TUR bezeichnet und normalerweise unter Rückenmarksbetäubung vorgenommen, weshalb der Patient interessiert zuschauen kann, wenn er das will. Bei einer anderen Operation, die komplizierter ist und unter Vollnarkose stattfindet, geht man durch die Harnröhre hinauf, bohrt sich durch den Unterbauch und attackiert die Prostata von oben. Durch eine Öffnung unmittelbar über der Blase führt der Chirurg einen einzigen Finger ein und entfernt mit einer eleganten Drehung aus dem Handgelenk die Prostata aus ihrer zähen Haut, ganz als schäle er das Fruchtfleisch aus einer Mandarine und ließe die Schale da. Ob nun «Apfelstechen» oder «Mandarinenschälen», das Ergebnis ist dasselbe: Blase und Harnröhre, von der Einengung befreit, können zu einer normalen, wenn auch geschwächten Funktion zurückfinden.

Der Fluch des Mannes: Prostatakrebs

Wie ein schlafender Fluch, der nach jahrzehntelangem Schlaf erwacht, hebt der Prostatakrebs in den späteren Lebensjahren sein Schreckenshaupt, häufig dann, wenn die wohlerworbene Rente oder Pension bereits winkt. Diese Krankheit ist auf dem Vormarsch. Fast 100 000 neue Fälle wurden allein in den Vereinigten Staaten für 1991 erwartet, bei 30 000 Todesfällen jährlich. Dies macht den Prostatakrebs heute zu einer der Krebsarten mit der höchsten Männersterblichkeit im Westen. Seit den fünfziger Jahren ist die Häufigkeit von Prostatakrebs jedes Jahr um mehr als zwei Prozent gestiegen. Früher hieß es, die Prostata bringe einen erst um, wenn man lange genug lebe. Ein Lichtschimmer in diesem Tunnel ist zum Glück, daß die Behandlung Fortschritte macht. Wie für viele andere Krebsarten gilt: je früher sie entdeckt wird, desto besser die Chancen für eine normale Lebenserwartung. Tatsächlich schlagen nicht alle Arten von Prostatakrebs gleichermaßen tödlich zu, und in vielen Fällen ist die Zeit zwischen der Diagnose und dem Abgang aus diesem Erdenleben so lang, daß ein anderes Organ, zum Beispiel das Herz, der Prostata mit dem tödlichen Streich zuvorkommt.

Warum übt gerade diese Drüse Verrat und löst ein krebsiges Chaos aus, und die anderen Geschlechtsorgane nicht? Wer bekommt Prostatakrebs? Wenn wir die interessante Beobachtung außer acht lassen, daß Frauen verborgen in ihren Fortpflanzungsorganen offenbar eine rudimentäre Prostata haben, ist eine der wenigen Aussagen, die wir mit Gewißheit treffen können, daß ihn Männer kriegen, oder besser gesagt, Männer mit Hoden. Eine absolut sichere Methode, dem Fluch zu entgehen, ist es nämlich, in fortgeschrittenerem Alter die Hoden zu opfern. So wird das männliche Hormon beseitigt und die wuchernde Prostata welkt dahin und vergeht, da sie den Stoffwechselbedarf einer Krebswucherung nicht mehr erfüllen kann. Doch die Massenkastration von Männern im mittleren Alter ist natürlich als Prophylaxe zur Krebsverhütung indiskutabel. Es gehört eben zum Leben, daß der Prostatakrebs wie viele andere Krebsarten eine Alterskrankheit ist. Er ragt nur dadurch heraus, daß er so dramatisch in der Bevölkerung auftritt. Als hätte irgendein überirdischer Finger zum vorbestimmten Zeitpunkt auf einen Zerstörungsknopf gedrückt, beginnt er sich bei einem durchschnittlichen Alter von zweiundsechzig Jahren, drei Monaten und einem Tag bemerkbar zu machen und kündet so vom Beginn einer Krebsepidemie, die ältere Menschen systematisch dahinrafft.

Was legt diese Zeitbombe bei so vielen Männern, und was löst sie aus? Diese Frage wird inzwischen wenigstens gestellt, leider aber haben wir es noch weit bis zu einer Antwort.

Die Japan-Connection

Vor vierzig Jahren kam die erste von mehreren Untersuchungen, ob der Prostatakrebs vorwiegend in einem bestimmten Land oder bei einer bestimmten Glaubensrichtung auftritt, zu einigen aufschlußreichen Ergebnissen. Während der amerikanische Schwarze weltweit die größte Häufigkeit dieses Krebstyps vorwies, schienen die Japaner seltsamerweise von seiner Existenz nichts zu ahnen. Noch rätselhafter aber war, daß Japaner, die zu Beginn des Jahrhunderts nach Amerika emigriert waren, schon in der ersten Generation nicht nur die neuen Bürgerrechte, sondern auch ein Prostatakrebsrisiko ungefähr wie jenes ihrer Mitbürger erworben hatten. Ein ähnlich düsteres Bild zeichnete sich für polnische Einwanderer ab. Immerhin ein Hinweis darauf, daß irgendein Aspekt des Lebens oder der Umwelt in Amerika die Saat der Zerstörung legt oder zumindest die todbringende Wucherung fördert. Doch weitere Daten machten das Bild komplizierter. Untersuchungen zeigten, daß ein Sohn, wenn der Vater bereits Prostatakrebs gehabt hatte, ein zwei- oder dreimal höheres Risiko hatte als Söhne von Vätern ohne. Weiter ist interessant, daß der afrikanische Schwarze zwar ein sehr viel geringeres Prostatakrebsrisiko hat als ein Schwarzer in Amerika, aber den Krebs immer noch häufiger bekommt als ein afrikanischer Weißer. Dies läßt darauf schließen, daß zwar irgend etwas in unserer Umwelt die Hauptschuld trägt, aber manche Individuen oder Rassen ein Stückchen Chromosomensatz haben, das dem Krebs die Tür öffnet und die geheimnisvolle Substanz ihr tödliches Werk beginnen läßt.

Welcher Faktor ist es, mit dem wir unseren Körper vergiften und ihn gegen uns mobilisieren?

Eine aussichtsreiche Kandidatur darauf haben die sogenannten Schwermetalle. Etwa das Kadmium, ein Bestandteil von Auspuffgasen, Zigarettenrauch und Staubemissionen bestimmter Fabriken. Kadmium ragt dadurch heraus, weil es in der Prostata angereichert werden kann, indem es per Anhalter ein Transportband für Zink benutzt, ein fortpflanzungswichtiges Metall. Männer, die in Gegenden mit hohem Kadmiumanteil im Boden leben, tragen ein höheres Prostatakrebsrisiko als andere. Und seit Jahren ist bekannt, daß Gießereiarbeiter, die ganzen Wolken von diesem und anderen schädlichen Metallen ausgesetzt sind, ebenfalls stärker gefährdet sind. Aber vielleicht ist es nicht nur Kadmium. Menschen aus Schwerindustriegebieten haben das doppelte Risiko von Prostatakrebs wie andere. Doch bevor wir alle mit dem Gedanken spielen, auf ein Pazifikatoll auszuwandern, sollten wir uns vor Augen führen, daß auch die Japaner seit Jahren – genau wie die Männer im Westen – rauchen, Auto fahren, in der Schwerindustrie arbeiten und hochgradig verschmutzte Luft einatmen.

Das Risiko des Gebärmutterhalskrebses ist bei Frauen größer, wenn sie sich schon früh sexuell betätigen und anschließend viele verschiedene Sexualpartner haben, eine Beobachtung, die sich vielleicht durch die Übertragung eines Virus beim Geschlechtsverkehr erklären läßt. Der Virus scheint eine Entzündung unter den empfindlichen Schleimhautzellen der Gebärmutter zu verursachen, die in manchen Fällen in Krebs ausarten kann. Wahrscheinlich hatten Wissenschaftler ähnliche Gedanken im Kopf, als sie Prostatakrebspatienten nach ihrem sexuellen Vorleben auszufragen begannen. Interessanterweise berichteten eine größere Anzahl Männer, als nach dem Durchschnitt zu erwarten war, über ein frühes und abwechslungsreiches Sexualleben, häufigere Kontakte mit Prostituierten und eine frühere kurze Geschlechtskrankheit in längst vergangenen Zeiten. Diese auffälligen Muster wurden bestätigt, als ein Forscher aus Prostatakrebsgewebe etwas isolierte, das wie Virusbruchstücke aussah. Sicher haben viele Wissenschaftler lange Gesichter gemacht, als ein Forschungsartikel mit dem Nachweis erschien, daß zölibatäre katholische Priester in den Vereinigten Staaten genauso häufig Prostatakrebs haben wie die freizügiger lebende männliche Bevölkerung. Eine naheliegende alternative Erklärung war schlicht inakzeptabel. Und tun wir auch den Japanern nicht unrecht mit der Annahme, daß ihr Sexualleben weniger aktiv verlaufe als das von Menschen in anderen Weltteilen? Sexuelle Praktiken konnten die Unterschiede zwischen den verschiedenen Rassen ebensowenig erklären wie die Schwermetalle, und so stand man wieder am Anfang.

Welchem Faktor sind die Japaner ausgesetzt, wenn sie nach Amerika auswandern? Wenn man an Amerika denkt, fällt einem sofort Fast food ein – Hamburger, Pommes frites, Coca Cola und große saftige Steaks. Wenn man an Japan denkt, denkt man an Gemüse, rohen Fisch und Reis. Und das ist ein Hinweis. Bei einer Befragung von Opfern von Prostatakrebs in Amerika und in Japan nach ihren lebenslangen Ernährungsgewohnheiten kommen mehrere Untersuchungen zum gleichen Schluß. Männer mit hohem Anteil tierischen Fetts in der Ernährung haben ein erhöhtes Prostatakrebsrisiko. Es konnten nicht nur die großen Unterschiede in der Krebshäufigkeit zwischen verschiedenen Ländern durch den Durchschnittskonsum an tierischem Fett erklärt werden, sondern auch die Unterschiede innerhalb Amerika selbst, wobei Gebiete mit Hamburger- und Schnellimbißbuden das höchste Vorkommen dieser Krebsform aufwiesen. Nicht nur Prostatakrebs, sondern auch die Häufigkeit von Brustkrebs hielt sich an dieses Muster. In Übereinstimmung hiermit wird in einem der neuesten Berichte aus Japan eindeutig nachgewiesen, daß Männer, die sich an die typisch japanische Ernährung mit viel Grüngemüse, Spinat und Seetang hielten, ein viel geringeres Risiko hatten, die Krankheit zu bekommen, als die jüngere Generation verwestlichter Japaner, die statt dessen lieber einen Hamburger und eine doppelte Portion Pommes frites vertilgen. Diese Verwestlichung der Ernährungsgewohnheiten ist vermutlich für die neuesten Zahlen aus Japan verantwortlich, aus denen hervorgeht, daß der Prostatakrebs zunimmt.

Eine Mohrrübe täglich gegen den Krebs?

Als interessantes Nebenergebnis der Befragung ließen mindestens drei Untersuchungen erkennen, daß Amerikaner, die regelmäßig Mohrrüben mit ihrem hohen Gehalt an Vitamin A verzehrten, eine niedrigere Häufigkeit von Prostatakrebs aufwiesen als andere. Eine ganz neue Untersuchung aus Japan kam zu demselben Schluß und pries die Eigenschaften von Vitamin A und Grüngemüse wie Spinat als Prophylaxe gegen den Krebs. Vitamin A ist seit vielen Jahren als die chemische Verbindung bekannt, die aus weitgehend unbekannten Gründen die empfindlichen Schleimhautzellen der Körperorgane vor krebsverursachenden Stoffen schützt. Diese Untersuchungen untermauern die obigen Ergebnisse. Theoretisch kann es noch andere Substanzen in unserer Ernährung geben, die uns unter normalen Bedingungen vor einer Krebsinvasion schützen. Die Vitamine E und C sind dafür bekannt, daß sie Zellverletzungen verhindern, die generell das Krebsrisiko erhöhen. Das wichtige Spurenelement Selen kann ebenfalls von Bedeutung sein, da für Männer aus Gegenden mit geringem Selengehalt im Boden ein höheres Prostatakrebsrisiko gemeldet wird – eine Beobachtung, die in Laboruntersuchungen bestätigt wurde.

Wenn also der Verzehr tierischen Fetts mit einem größeren Risiko von Prostatakrebs einhergeht, wie sieht dann die Verbindung zwischen dieser Geschlechtsdrüse und einem Hamburger aus? Eine mögliche Verbindungslinie sind die Sexualhormone. Schließlich werden Wachstum und Funktion der Prostata in erster Linie durch diese zirkulierenden chemischen Botenstoffe gesteuert, besonders durch das männliche Hormon Testosteron. Wir wissen, daß Eunuchen gegen diese besondere Form des Krebses gefeit sind. Noch niemand hat indessen eine eindeutige Beziehung zwischen der Menge männlichen Hormons im Blut und der Neigung zu Prostatakrebs nachgewiesen. Doch Krebs entwickelt sich häufig über einen sehr langen Zeitraum, und die Frage dürfte relevanter sein, wie hoch der Pegel an männlichem Hormon vor zwanzig Jahren gewesen ist. Interessant ist auch, daß Prostatakrebs vor kurzem bei einem achtunddreißigjährigen Bodybuilder festgestellt wurde, der jahrelang große Mengen anabolische Steroide eingenommen hatte, also synthetisches männliches Hormon. Dies ist von Bedeutung, weil Prostatakrebs selten vor dem vierzigsten Lebensjahr auftritt.

Daß unsere Ernährungsgewohnheiten bestimmte Hormonpegel beeinflussen, ist seit vielen Jahren bekannt. Eine Untersuchung aus den siebziger Jahren wies nach, daß nach mehrmonatiger Ernährung eines afrikanischen Schwarzen mit westlichen Nahrungsmitteln die Menge des weiblichen Geschlechtshormons Östrogen in seinem Körper zunahm, während sein männliches Hormon abnahm. Das Prolaktin, ein eigenartiges Wachstumshormon, von dem bekannt ist, daß es das Tumorwachstum in vielen Geweben fördert, schien ebenfalls zugenommen zu haben. Wenn man einen amerikanischen Schwarzen auf eine typisch afrikanische vegetarische Diät setzte, hatte dies die entgegengesetzte Wirkung. Unsere Ernährung hat demnach tiefe Auswirkungen auf unsere Hormone wie Testosteron, Östrogene und Prolaktin – also auf Hormone, die bekanntlich die Aktivität der Prostata steuern und beeinflussen. Hier schließlich ist eine Verbindung gefunden – und wir können etwas dagegen tun. Brustkrebs scheint viele Ähnlichkeiten mit Prostatakrebs aufzuweisen: beide sind hormonabhängig, die Drüse wird durch Prolaktin und Östrogene beeinflußt, und die Häufigkeitsverteilung hält sich ziemlich genau an den Verzehr tierischer Fette. Ein gemeinsamer Faktor für beide Krebsformen wird gegenwärtig diskutiert.

Eine kuriose Beobachtung mehrerer Wissenschaftler geht dahin, daß Alkoholiker selten Prostatakrebs entwickeln. Autopsien an Hunderten von vermuteten Alkoholikern zeigten, daß zwar mehrere ihrer Organe einschließlich der Leber alle Zeichen der Zerrüttung und Zirrhose aufwiesen, ihre Prostata jedoch als leuchtendes Beispiel von Gesundheit und Lebenskraft hervorstach. Das liegt daran, daß ihre Ernährung mit ihrem Mangel an Vitaminen und Spurenelementen theoretisch das Krebswachstum hemmt.

Die Antwort liegt wiederum bei den Hormonen. Eine der Nebenwirkungen der alkoholbedingten Leberschäden ist, daß sie den Hormonhaushalt des Körpers in die weibliche Richtung verändert; das männliche Hormon nimmt ab, während das weibliche Hormon sich zunehmend bemerkbar macht. Ohne ihren chemischen Brennstoff stehen die normalen Zellen der Prostata ohnehin schon in einem harten Überlebenskampf, ganz zu schweigen von den Krebszellen mit ihrem hohen Energiebedarf. Der Unterschied zwischen den Auswirkungen von Kastration und Alkohol einerseits und der westlichen Ernährung andererseits, die allesamt den Pegel männlichen Hormons im Blut abbauen, könnte genau der Punkt sein, der die Veränderung auslöst.

Wie können wir Prostatakrebs vermeiden? Die Regeln sind einfach, aber in vielen Fällen schwer einzuhalten. Vor der Pubertät nach Japan auswandern? Eine Möglichkeit, aber vielleicht ist es ein bißchen praktischer, Stammgast in der örtlichen Sushi-Bar zu werden. Zum Alkoholiker werden? Wieder eine schwierige Frage, diesmal finanzieller Art, zumindest in manchen Ländern. Auf Sex verzichten? Wahrscheinlich ist es einfacher, nach Japan auszuwandern und dort Alkoholiker zu werden. Sich lebhaft für Mohrrüben interessieren und eine Phobie gegen tierisches Fett entwickeln? Zweifellos die sinnvollste aller Präventivmaßnahmen. Als Prämie wird zugleich die Wahrscheinlichkeit von Herzinfarkt, Bluthochdruck und Mastdarmkrebs abgebaut.

Die Symptome von Prostatakrebs

Die ersten Symptome von Prostatakrebs können den ersten Symptomen der Prostatawucherung bemerkenswert ähnlich sein, weil auch der Krebs sich ausdehnt und Platzbedarf hat. Dies hängt davon ab, welcher Teil der Drüse zuerst betroffen ist. Vielleicht kommt der Patient und klagt über Probleme beim Harnlassen oder über Blasenkatarrh – eine Zwickmühle für den Urologen, der den Krebs von der harmloseren Wucherung unterscheiden muß. Das Abtasten der Prostata durch den After ist eine Möglichkeit, mehr Angaben zu erhalten, weil die Prostata durch den Krebs verhärtet und nicht mehr weich und glatt ist. Die Untersuchung ist so simpel und sicher, daß viele Urologen allen Männern über fünfundfünfzig empfehlen, regelmäßig deswegen zum Arzt zu gehen. Das Problem dabei ist, daß nicht alle Krebsarten strategisch so günstig auf der Rückseite der Drüse liegen, daß sie mit dem Finger ertastet werden können.

Eine weitere Möglichkeit der Krebsfeststellung ist eine schlichte Blutuntersuchung, doch wird sie häufig erst vorgenommen, wenn es bereits zu spät ist. Der Krebs verursacht ein Aussickern bestimmter chemischer Stoffe ins Blut, die sich normalerweise nur in der Prostata selbst finden. Problematisch ist, daß mit diesen chemischen Stoffen auch Krebszellen ins Blut übertreten können, und dann droht Gefahr. Der eindeutigste Beweis, ob sich ein Krebs ausbreitet, ist die Entnahme einer kleinen Gewebeprobe und deren Untersuchung unter dem Mikroskop. Hier läßt sich das Chaos des Krebses leicht von den normalen Zellen unterscheiden. Das Hauptziel des Urologen ist es, den Krebs abzufangen, bevor er sich über die Prostata hinaus ausbreitet, weil eine derartige Aussaat nicht nur die Heilungschancen verringern, sondern auch die Lebenserwartung des Patienten stark verkürzen kann.

Die nächste Station des Krebses nach der Prostata ist der Knochen, und wegen der besonderen Verbindung zwischen dem Rückenmark und der Prostata setzt er sich häufig im Rückgrat fest und verursacht Rückenschmerzen. Solche Symptome sind der Alptraum des praktischen Arztes, den Hunderte von Patienten in derselben Altersgruppe mit den gleichen Rückenschmerzen aufsuchen, ohne daß diese etwas mit Prostatakrebs zu tun hätten.

Die gute Nachricht für Männer, denen gerade die Diagnose Prostatakrebs gestellt worden ist, lautet, daß er normalerweise langsam wächst und selten einer massiven Therapie bedarf. Die meisten Therapien sind bestrebt, die Wirkung des Testosterons aufzuheben, das sein Wachstum anregt. Ohne dieses verhält sich die Krebszelle wie eine normale Prostata-

162

zelle, wie ein Motor ohne Sprit. Ihre Aktivität nimmt ab und ihr Wachstum verlangsamt sich zum Schneckentempo. Eine traditionelle Methode zur Neutralisierung des Testosterons bestand darin, den Patienten zu kastrieren, häufig in Kombination mit weiblichen Hormonspritzen. Heute werden sanftere Methoden angewandt, darunter auch Medikamente, die die Funktion der Hoden abschalten oder die Wirkungen des Testosterons aufheben.

Eine weitere Therapie besteht darin, die Krebszellen in der Prostata abzutöten, indem radioaktive Nadeln in die Drüse eingebracht werden, die tödliche Strahlungen in alle umgebenden Gewebe aussenden. Es gibt also Möglichkeiten, eine der verbreitetsten Krebsarten der heutigen Gesellschaft zu behandeln und vielen Männern die Chance zu bieten, ihr Leben weiterzuführen, bis sie einer Todesursache erliegen, die in keinem Zusammenhang damit steht.

Die Prostata ist wie eine Zeitbombe mit einer außergewöhnlich langen Zündschnur, ein Selbstzerstörungsmechanismus, der bei Abnahme der sexuellen Betätigung des Mannes aktiviert wird – ein höhnischer Dolchstoß von einem Organ, das zuvor eine Quelle höchster Lust und ein Lebensspender war.

VIERTER TEIL

Die sexuelle Reproduktion
des Mannes

15. Die «Entdeckung» des Spermas

Auch der primitivste Verstand kann nicht lange gebraucht haben, um den Zusammenhang zwischen Geschlechtsakt und Schwangerschaft zu entdecken und zu begreifen, daß ein vom Mann an die Frau weitergegebener «männlicher Samen» schuld war, wenn die Frau schwanger wurde. Das ist schon an den Verhütungstechniken in Frühgesellschaften erkennbar, mit denen verhindert werden sollte, daß dieser Samen beim Verkehr in die Frau gelangte. Die Männer fingen an, den Penis vor der Ejakulation zurückzuziehen (coitus interruptus), und auch primitive Kondome und Pessare wurden zunehmend als Verhütungsmittel gebraucht.

Woher kam der Samen? Die Ägypter glaubten, daß er wie das Blut seinen eigenen Kreislauf im Körper habe und die Hoden daran hingen. Die mutigeren griechischen und römischen Philosophen wandelten diesen Gedanken später in ihren eigenen Empfängnistheorien ab. Vor mehr als zweitausend Jahren war man dank der klugen Worte des Aristoteles und Hippokrates allgemein überzeugt, verschiedene Körperorgane gäben eine Essenz oder flüchtige Substanz ins Blut ab. Diese verwandle sich dann in den männlichen Samen oder das sogenannte männliche Catamenia. Während des Verkehrs verbinde sich der männliche Samen mit einem weiblichen Samen oder weiblichen Catamenia, das man für Menstrualblut hielt, und aus der Mischung beider entstehe der Embryo. Die Essenzen aus den verschiedenen Körperteilen ließen bei dem im Mutterleib heranwachsenden Kind die entsprechenden Organe entstehen. Interessanterweise und aus Gründen, die nur ihnen selbst bekannt sind, glaubten weder Aristoteles noch Hippokrates, daß die Hoden am Prozeß der männlichen Samenbildung beteiligt seien. Weitere fünfhundert Jahre mußten vergehen, bevor der griechisch-römische Arzt Galen vermutete, daß, wenn das Blut sich wirklich in Samen verwandle, dies in den Hoden geschehe. Im Mittelalter schloß der Theologe Albertus Magnus:

> Die Zeugung von Menschen geschieht durch Verkehr, bei dem eine Vermischung der Kräfte der beiden Geschlechter stattfindet, aus dem männlichen Sperma als auslösendem Teil und dem weiblichen Sperma oder vielmehr der weiblichen klaren Flüssigkeit, die aus dem Menstrualblut entsteht.

Offenbar teilte Albertus Magnus viele Überzeugungen der griechischen und römischen Philosophen. Dennoch hob er wie Galen hervor, daß die Hoden vermutlich der Ort der Entstehung des männlichen Samens seien. Warum? Weil er festgestellt hatte, daß die Hoden während des Verkehrs näher an den Körper herangezogen wurden, seiner Meinung nach deshalb, damit die Hoden den Samen besser nach draußen pumpen konnten.

Schließlich kam wie ein frischer Wind das siebzehnte Jahrhundert und mit ihm eine Zeit des Erwachens, eine Zeit der Entdeckung und der Wiederbelebung klassischer Gelehrsamkeit. Ein neuer empirischer und unabhängiger Ansatz entstand, es wurde wissenschaftlich beobachtet. Ein musterhafter Vertreter dieses neuen Gespürs für Beobachtungen war de Graaf, der holländische Vater der modernen Fortpflanzungsforschung. In seinem Werk «Tractatus de virorum organis generatione inservietibus» von 1668 beschrieb er Aufbau und Funktion der männlichen Geschlechtsorgane. Eine bemerkenswerte Leistung, wenn man bedenkt, wie wenig zuvor darüber veröffentlicht worden war. Er machte viele wichtige Erstbeobachtungen. Er wies nach, daß der Hoden eine zusammengeknäuelte Masse kleiner Röhrchen und nicht etwa ein amorpher Beutel voll Brei war, wie andere früher geglaubt hatten. Er kam zu diesem Schluß, weil er dort, wo andere Stier- und Menschenhoden untersucht hatten, Maushoden sezierte, wo die Tubuli viel größer und sichtbarer sind als bei anderen Spezies. Um die damaligen Gelehrten von seinen Beobachtungen zu überzeugen, sandte er an die Royal Society in England den in Spiritus konservierten Hoden eines Siebenschläfers. Die äußere Umhüllung der Hoden war entfernt, um die darunterliegende Masse kleiner Kanälchen zu zeigen. De Graaf folgerte, daß der männliche Samen sich in diesen aufgeknäuelten Tubuli bilde.

Bis dahin herrschte allgemein die Ansicht, daß Blut in Samenflüssigkeit oder Samen verwandelt werde, und das vermutlich in den Hoden. Durch sorgfältiges Sezieren wies de Graaf nach, daß das nicht stimmt. Er spritzte einen Farbstoff in das zum Hoden führende Blutgefäß, aber die Tubuli färbten sich nicht. Er beobachtete, daß die Kanälchen miteinander verbunden waren und ein regelrechtes Leitungssystem bildeten, das er aus dem Hoden hinaus in die Nebenhoden und schließlich zum Penis verfolgen konnte. Doch haben wir de Graaf auch noch einen anderen Dienst an der Wissenschaft zu verdanken. In einem Brief an die Royal Society schrieb er: «Ich möchte Ihnen gern kurz mitteilen, daß ein erfinderischer Mann namens Leeuwenhoek Mikroskope erfunden hat, die weit besser sind als alle, die wir bisher gesehen haben.» Mit diesem Brief machte er die angesehenste wissenschaftliche Gesellschaft der damaligen Zeit auf einen Mann aufmerksam, der einer der Pioniere der Fortpflanzungsbiologie werden sollte.

Antoni van Leeuwenhoek war ein schlichter Tuchhändler, der außerdem Mikroskope zum Fadenzählen verfertigte, die besser als alle anderen waren, und mit denen er eine der wichtigsten Beobachtungen der Fortpflanzungsforschung machen sollte. Johan Ham, ein Medizinstudent aus Leyden, untersuchte menschliche Samenflüssigkeit unter seinem Mikroskop und erblickte etwas, das ihn verblüffte und ganz aus dem Häuschen brachte. Durch das Okular sah er Schwärme von Tierchen zappeln. Er rannte zu Leeuwenhoek, um ihm seine Beobachtung mitzuteilen. Leeuwenhoek konnte nach einem Blick durch eines seiner Mikroskope bestätigen, daß da in der menschlichen Samenflüssigkeit wirklich kleine Lebewesen herumschwammen. Bei Betrachtung von Samenflüssigkeit unmittelbar nach der Ejakulation stellte er viele Tierchen fest, die sich mit schlängelnden Schwänzchen fortbewegten.

Es ist kaum vorstellbar, welche Aufregung diese Erstbeobachtung auslöste. Leeuwenhoek zeichnete die «Tierchen», zählte sie, vermaß sie und rechnete aus, wie lange sie am Leben blieben.

Auf diesen Beobachtungen fußte die klassische Mitteilung, die er 1677 an die Royal Society schickte: *Animacula in Semine* (Tierchen in Samenflüssigkeit). Seine Originalbeschreibung der Spermatozoen war auf lateinisch, also in einer Sprache, der er nicht mächtig war. Man vermutet, das habe an dem delikaten Thema gelegen. Noch besser sichtbar werden die damaligen Einstellungen zu derlei Forschungen in Leeuwenhoeks Begleitbrief an die Royal Society:

Untersucht habe ich nur, was ohne sündige Selbstbeflekkung nach dem ehelichen Coitus übrigblieb. Und wenn Euer Lordschaft der Ansicht sein sollten, daß diese Beobachtungen die Gelehrten Herren ekeln oder schockieren, bitte ich Eure Lordschaft ernsthaft, sie als privat zu betrachten und sie bekanntzumachen oder zu vernichten, wie es Euer Lordschaft beliebt.

Leeuwenhoek glaubte, was er da erblickt hatte, seien Tierchen, ganz wie die Pantoffeltierchen, die er im Wasser aus einem Teich beobachtet hatte. Doch daß sie in der Samenflüssigkeit enthalten waren, veranlaßte ihn sofort zu der Feststellung, daß sie irgendwie mit den Hoden zusammenhängen und etwas mit der Fortpflanzung zu tun haben müßten. Er schrieb: «Ich habe keinen Zweifel, daß auch Sie mit mir einig in der Aussage sind, daß die Hoden zu keinem anderen

Zweck geschaffen sind, als die Tierchen darin zu liefern und sie aufzubewahren, bis sie ausgeschieden werden.»

Als die Beobachtungen veröffentlicht wurden, griffen die Leute eifrig zu ihren Mikroskopen, um sie zu überprüfen. Abenteuerliche Theorien wurden ersonnen, um ihre Herkunft zu erklären. Viele glaubten, es seien parasitische Würmer, was eine hektische Suche nach Würmern in anderen Körperflüssigkeiten auslöste. Als sich allmählich der Gedanke durchsetzte, die Tierchen hätten etwas mit der Fortpflanzung zu tun, jagten sich Berichte über winzige, *Homunculi* genannte Menschlein, die in den Köpfchen dieser Tierchen beobachtet worden seien. Andere Mikroskopforscher legten eins drauf, indem sie beschworen, sie hätten winzige Pferdchen in Pferdesperma und Spaniels in Spanielsperma entdeckt! Aber das Lächerlichste kam erst noch.

Der berühmte Physiologe William Harvey berichtete, er habe in der Gebärmutter einer Hündin kurz nach Paarung keine Samenflüssigkeit finden können. Er schloß, daß Samen, wenn er etwas mit Fortpflanzung zu tun habe, dies durch Abgabe eines flüchtigen Bestandteils, einer Ausdünstung oder eines Gases bewirke, das dann in die Gebärmutter ziehe und auf das Ei einwirke. Man war immer noch nicht allgemein überzeugt, daß die Tierchen in der Samenflüssigkeit zur Fortpflanzung gehörten. Harveys Einfall nährte den Glauben, Frauen würden schon schwanger, wenn sie nur den Dünsten oder Gasen von Samenflüssigkeit ausgesetzt seien. So manche achtbare Frau, die plötzlich geschwängert war, konnte nun auf ein offenstehendes Fenster oder Haustor verweisen und sich des Mitgefühls und der Achtung aller Mitbürger sicher sein. Es mußten nämlich nochmals 50 bis 100 Jahre vergehen, bis der Nachweis geführt wurde, daß die Tierchen in der Samenflüssigkeit, die Spermien oder Spermatozoen, wie sie dann genannt wurden, tatsächlich die Befruchtung auslösten.

16. Die Hoden als Spermafabrik

Schaut man durch ein Mikroskop auf die spaghettiähnlichen Kanälchen im Hoden, sieht man eine Welt chaotischer Zellen, so scheint es zumindest auf den ersten Blick. Eine sorgfältigere Untersuchung enthüllt dann, daß die verschiedenen Zellen in Wirklichkeit nach einer Struktur geordnet sind. In dieser langen Spermafabrik umgeben die runden Zellen, aus denen am Ende das fertige Spermium entsteht, die Kanälchen. In mehreren Stadien entwickeln sich diese Zellen allmählich zur Mitte des Kanälchens und bauen konzentrische Zellringe auf. Entlang der Tubuli stoßen wir auf voneinander unterscheidbare Wellen der Reifung. In dieser hochkomplizierten Transformation reifen runde Zellen allmählich zu gestreckten mit langen Schwänzen, jeden Tag ca. 160 Millionen. Während dieser Metamorphose wird jeder Spermazelle nur ein einfacher Chromosomensatz mitgegeben, während jede normale Körperzelle einen doppelten hat. So kann der einfache Chromosomensatz des Vaters bei der Befruchtung des Eies mit dem ebenfalls einfachen der Mutter zum doppelten Chromosomensatz des Kindes gekoppelt werden.

Wie das Sperma entsteht

Wie kommen diese gesetzmäßigen Verwandlungen zustande? Der Schlüssel ist eine Brutzelle, Sertoli-Zelle genannt. Über unsichtbare Zytoplasmabrücken stellt diese Zelle Verbindung zu den verschiedenen Keimzellen her und koordiniert und kontrolliert die verschiedenen Stadien der Spermaentwicklung, unter anderem durch Versorgung mit nährender «Milch» (Lactat). Für sich allein können die Zellen nämlich nicht bestehen, weil die Natur entschieden hat, daß sie wie Äpfel auf einem Baum im Wachstum von den Stammzellen abhängig sein sollen.

Die verschiedenen Brutzellen arbeiten zusammen. Sie fassen einander an «Ärmchen», bilden so einen Ring und zwei verschiedene Milieus, eines unter den «Ärmchen» und eines darüber. Die Sekrete in diesen beiden Milieus sind sehr unterschiedlich zusammengesetzt. Die Flüssigkeit in der Mitte des Kanälchens, über den «Ärmchen» der Brutzellen, umgibt die Spermazellen in ihren reiferen Entwicklungsstadien und gleicht keinem anderen Körpersekret. Alles, was dieses empfindliche Milieu stört, indem es «Ärmchen» zerbricht und die innere Flüssigkeit aussickern läßt, unterbricht die Wellen der Reifung, und der ganze Prozeß der Spermaproduktion kommt ins Stocken. Dazu gehören harte Strahlung, Medikamente und zu hohe Temperatur – praktisch alles, was die Brutzellen schädigt. Neuere Forschungen weisen darauf hin, daß die zwischen dem Samengewebe im interstitiellen Bindegewebe sitzenden und hormonerzeugenden Zwischenzellen, die sogenannten Leydig-Zwischenzellen, in ihrer Tätigkeit ebenfalls auf die verschiedenen Stadien der Spermaproduktion eingestellt sind, weil das Testosteron ein wichtiges Elixier für die Brutzellen und ihre Brut ist. Wenn mehr Testosteron benötigt wird, schicken die Brutzellen chemische Botenstoffe aus, um die Hormonproduktion zu steigern. In anderen Abschnitten des Samenkanälchens wird die Testosteronproduktion heruntergefahren. Auf diese Weise werden die Produktionsschübe in den Spermafabriken gesteuert, aufeinander abgestimmt und auf Maximalleistung getrimmt.

Beim männlichen Fötus wandern die Zellen, die später Sperma produzieren sollen, aus der Nähe der Nieren hinunter zur Anlage des Hodensacks, wo die Fundamente der künftigen Spermafabrik gelegt werden. Dort fallen sie in eine Art Winterschlaf und harren der Pubertät, in der ihnen das Testosteron und das follikelstimulierende Hormon (FSH) aus der Hirnanhangdrüse Leben einhauchen und das Fließband in Gang setzen.

Das FSH bewerkstelligt dies, indem es die Brutzellen aktiviert und sie veranlaßt, das einzigartige chemische Milieu in den Samenkanälchen zu bilden. Von da an wird das FSH zum «Fabrikaufseher», der die Brutzellen zu Überstunden antreibt, wenn mehr Spermien gebraucht werden. Woher weiß die Hirnanhangdrüse, wann die Produktion gesteigert werden muß? Durch einen chemischen Botenstoff, das Inhibin, das in den Kanälchen direkt proportional zu der Anzahl von Spermien produziert wird, die vom Fließband kommen. Bei guter Produktivität werden große Mengen Inhibin ins Blut ausgeschüttet, und die FSH-Produktion geht zurück. Dies bremst die Brutzellen, und folglich werden weniger Spermien produziert. Wenn die Spermienproduktion unter ein kritisches Niveau sinkt, werden geringere Mengen Inhibin ausgeschüttet, kommt wieder mehr FSH ins Blut, und die Brutzellen steigern wieder ihre Produktivität. Auf diese Weise hält die Spermaproduktion den erforderlichen Stand. Wenn dieses empfindliche Fließband irreparabel beschädigt wird oder nie in Gang kommt, wird kein Inhibin erzeugt, und die Hirnanhangdrüse schüttet große Mengen FSH ins Blut aus, im verzweifelten, aber vergeblichen Bemühen, die Fabrik zur Aufnahme der Produktion zu veranlassen.

Wenn ein Arzt bei der Untersuchung eines unfruchtbaren Mannes große Mengen FSH im Blut feststellt, ist das ein schlechtes Zeichen. Es bedeutet, daß die Spermafabriken in den Hoden beschädigt sind, was sich in den meisten Fällen nicht korrigieren läßt. Bei einem Typ von Unfruchtbarkeit, Nur-Sertoli-Zellen-Syndrom genannt, sind die Keimzellen beim Fötus nicht zum vorgesehenen Zeitpunkt zum Hodensack hinuntergewandert. Ein Blick in die Kanälchen zeigt einen Wald von Brutzellen ohne Wachstum, wie verbrannte Stämme nach einem Waldbrand. Bei diesen Patienten, die natürlich keine Spermien im Ejakulat haben, erreicht der Pegel von FSH im Blut schwindelnde Höhen infolge des vergeblichen Versuchs, die Produktion in den Geisterfabriken in Gang zu setzen. Diese und andere Formen des Zusammenbruchs in den Spermafabriken können leicht durch Entnahme einer erbsengroßen Gewebeprobe aus einem der Hoden unter lokaler Betäubung (eine sogenannte Hodenbiopsie) und durch Untersuchung unterm Mikroskop festgestellt werden.

Von sanften Wellen vorwärts bewegt, die durch die Kontraktion besonderer Muskelzellen in den Wänden der Samenkanälchen erzeugt werden, und in einem von den Brutzellen erzeugten Sekretstrom schwimmend, werden die Spermazellen, die nun schon recht vollendet aussehen, noch unbeweglich in einem Flüssigkeitsstrom durch die Hodenkanälchen aus den Hoden hinaus in die Nebenhoden gespült. Besondere biochemische Stoffe, die in bestimmten Abschnitten der Nebenhoden erzeugt werden, bewirken die nötigen Veränderungen, damit die Spermien aktiv schwimmen können. Chemische Scheren schneiden hier und da etwas ab und legen Moleküle an der Oberfläche des Spermiums frei, die ihm ein Ankoppeln an das Ei ermöglichen. Auf der Reise durch die vielfach gewundenen Kanälchen, die zehn bis vierzehn Tage dauern kann, finden noch viele weitere unsichtbare Veränderungen statt. Die DNS, die das unveränderliche genetische Datenprogramm enthält, wird gesichert und für die weitere Reise stabilisiert. Schließlich sammeln sich die Spermien am Ende des Tunnels im Fortsatz der Nebenhoden in Erwartung der Ejakulation. (vgl. Zeichnung auf S. 83)

Warum kalte Hoden besser sind

Man kann sich vorstellen, daß sich unsere Vorfahren beim Blick hinunter auf ihre Hoden fragten, wozu die wohl da seien. Doch es hätte sie wohl überfordert, zu begründen, warum so empfindliche Teile so leicht verletzlich zwischen den Beinen hängen. Warum waren sie nicht wie andere Organe im Körperinnern vor jedem Schaden bewahrt?

John Hunter, ein englischer Chirurg Ende des achtzehnten Jahrhunderts, begriff vermutlich als einer der ersten, daß die Hoden nicht nur zur Dekoration draußen hingen. Er stellte fest, daß Männer, deren Hoden nie in den Hodensack abgestiegen waren, keine Kinder bekommen konnten. Die Hoden dieser Männer, die an sogenanntem Kryptorchismus leiden, bleiben in der Bauchhöhle gefangen und produzieren zwar normale Mengen Testosteron, aber etwas an ihrer Spermaproduktion ist abgeschaltet.

Es dauerte nicht lange, bis es anderen scharfen Beobachtern dämmerte, daß die Hoden bei normalen Männern kühler waren als der Körper sonst. Dieser Temperaturunterschied kann nämlich je nach Spezies bis zu 5° betragen. Menschenhoden waren eher wärmer, aber ihre Temperatur lag immer noch 1 bis 2 °C unter der sonstigen Körpertemperatur. Konnte dies der Grund sein, warum kryptorchide Hoden keine Spermien produzierten? Hodenforscher wollten nun beweisen, daß dies so war – zunächst in Tierversuchen. Die Hoden von Widdern, Ratten und Meerschweinchen wurden in die Bauchhöhle zurückgedrückt, in Warmwasserbäder gehängt und zwecks Erwärmung in wollene Beutel eingenäht, und die Wirkung war immer dieselbe: Die Spermaproduktion ging nach einer Frist von wenigen Wochen zurück.

Aber erst als der Amerikaner MacLeod ein paar gesunde junge Männer in eine Heißluftkabine lockte und die Temperatur dreißig Minuten lang auf 43 °C hochtrieb, wurde die Wirkung von Wärme auf die menschliche Fruchtbarkeit sichtbar. Diese kurze Erwärmung genügte schon, um die Zahl der Spermien im Ejakulat nach einer Dreiwochenfrist für fünfzig Tage zu senken. Die Spermien sahen normal aus und schwammen normal, doch ihre Gesamtzahl war kleiner.

Also dürfen unsere Hoden nicht so warm sein, aber warum? Irgendwann in grauer Vorzeit, als unsere wechselwarmen «Vorfahren» im Urmeer schwammen, muß der Prozeß der Spermienerzeugung derart abhängig von der kühleren Außentemperatur geworden sein, daß unsere Hoden aus irgendeinem Grund und trotz einer Evolution von Jahrmillionen immer noch nur dann funktionieren, wenn sie gekühlt werden. Während der Mensch und andere Säuger sich dem neuen Milieu auf dem Land und einer höheren Körpertemperatur anpaßten, mußten die Hoden der Wärme entkommen, indem sie sich aus der Nähe der Nieren an einen kühleren Ort zwischen den Beinen plazierten, wo sie ordnungsgemäß funktionieren konnten.

Diese seltsame Hodenwanderung erfolgt bei jedem männlichen Fötus kurz vor der Geburt. Natürlich ist es bei einem derart komplizierten Vorgang nicht verwunderlich, daß von Zeit zu Zeit ein Hoden beim Abstieg hängenbleibt. Dann muß ihm mit dem Skalpell des Chirurgen oder mit Hormongaben geholfen werden, an seinen angestammten Platz zu gelangen.

Bald wurde auch offensichtlich, daß der Hodensack nicht nur ein Hautbeutel ist, der die Hoden kühlhalten soll. Die Hoden haben nämlich einen komplizierten Mechanismus entwickelt, um die Spermafabrik bei optimaler Temperatur zu betreiben.

Die meisten Männer haben schon gemerkt, daß ihre Hoden beweglich sind – wie aus eigenem Antrieb ziehen sie sich hoch oder lassen sich sacken, je nach Außentemperatur. Viele Männer haben dieses «Sackenlassen» nach einem heißen Vollbad oder einem Saunagang erlebt oder gemerkt, wie sie sich nach dem Baden im eiskalten Meer verstecken. Dieses «Hodenjojo» ist zum großen Teil einem besonderen, Cremaster genannten Muskel zu verdanken, der sie hochzieht, wenn man friert oder Streß hat. Aus unbekanntem Grund kann man den Muskel auch durch Streicheln der Innenseite der Oberschenkel zum Hochziehen veranlassen.

Das Skrotum ist auch kein beliebiger Hautsack. Seine Haut ist dünner als normale Haut und enthält weniger Fettgewebe, damit die Hoden gut Wärme abgeben können. Seine Schweißdrüsen sind ebenfalls besonders gebaut und scheinen durch Temperaturfühler in eben dieser Haut betätigt zu werden. Das Skrotum enthält außerdem ein Netz feiner Muskelfasern, die die Hautoberfläche zwecks Wärmeabgabe vergrößern oder verkleinern. Wenn es kalt ist und sie ganz zusammenschrumpfen, sehen die Hoden wie Dörrpflaumen aus.

Doch einer der hochentwickeltsten Bestandteile der Hoden, speziell zur Kühlung geschaffcn, ist unsichtbar im Körperinnern verborgen und kann auch nicht ertastet werden. Die Blutgefäße, die das Blut zu den Hoden hin- und wieder von ihnen wegführen, sind ganz anders gebaut als die in anderen Körperteilen. Sie sind sehr gewunden und schlingen sich spiralig umeinander. Durch diese Anordnung kühlt das kältere venöse Blut aus den Hoden das durch die Arterien hineingepumpte Blut herunter. Je mehr Windungen diese Blutgefäße haben, desto besser kühlen sie.

Die Natur hat uns offenbar dafür ausgestattet, unsere Hoden kühler als den übrigen Körper zu halten, damit unsere Produktion von Spermien ununterbrochen weitergeht. Problematisch ist jedoch, daß der moderne Mann diesen Mechanismen durch seine Lebensweise die Chance nimmt, richtig zu funktionieren. Der Unterschied unserer Hodentemperatur mit und ohne Kleidung kann bis zu 3 °C ausmachen, ein Anhaltspunkt für die Wärmedämmung durch unsere Hosen und Unterhosen.

Mehrere Untersuchungen haben erwiesen, daß keine dicke Verpackung der Hoden nötig ist, bevor die Spermienzahl sinkt. Selbst wenn Männer ein Suspensorium trugen, das die Hodentemperatur um nur 0,8 °C erhöhte, genügte dies schon, um drei Wochen später die Spermienzahl zu verringern. Da ist es kein Wunder, daß die gegenwärtige Mode hautenger Jeans und extrem enger Slips aus neuester und glänzendster Synthetik zum Alptraum der Gynäkologen und Andrologen wird, die jetzt schon auf eine Unzahl Hilferufe gefaßt sein können, wenn der Konflikt zwischen Mode und Kinderwunsch offenkundig wird. Um dies zu verdeutlichen: Forscher haben nachgewiesen, daß Männer mit einer Spermienzahl knapp an der Grenze zur Unfruchtbarkeit bereits

178

von engen Unterhosen unfruchtbar gemacht werden können. Eine Verbesserung der Spermienzahl wurde erreicht, wenn sie sich überreden ließen, die viel praktischeren Boxershorts anzuziehen. In einer nicht so beliebten Methode, die sich aber ebenfalls als erfolgreich erwies, wurden die Hoden jeden Morgen beim Duschen eiskalt abgebraust. Da versteht man den englischen Andrologen, der strikt dafür ist, daß Männer den Kilt anziehen, die schottische Nationaltracht, und am besten keine Unterhosen dazu. Für jene, die den Kilt und die kalten Brausen meiden wollen, gibt es immer noch die geniale Erfindung von Dr. Adrian Zorgniotti. Sie besteht aus einer kleinen Pumpe, die kaltes Wasser oder eine Mischung aus Alkohol und Wasser durch das Baumwollmaterial eines Hodensuspensoriums drückt. Durch Verdunstung, behauptet Zorgniotti, sinkt die Temperatur dort um etwa 2 °C ab. Von 26 Männern, die das Gerät trugen, weil ihre Hoden zu warm waren, wurden zehn fruchtbar.

Doch Männer mit engen Unterhosen sind nicht die einzigen, deren Fruchtbarkeit durch Wärme eingeschränkt werden kann. Hochofenarbeiter oder Bäcker ersuchen häufig ebenfalls den Andrologen um Hilfe. Und dann gibt es die Taxi- und Busfahrer, die den ganzen Tag auf ihren Hoden sitzen, ohne ihnen je die Chance zu gewähren, ihre Wärme abzugeben. Regelmäßige Saunabesuche sind für Männer mit subnormaler Spermienzahl nicht empfehlenswert; sie können durch diese Zusatzbelastung unfruchtbar werden. Bei einer Untersuchung senkten acht fünfzehnminütige Saunagänge im Verlauf von zwei Wochen die Spermienzahl drei Wochen später um 50 Prozent, und es gab mehr mißgebildete Spermien. Derzeit gibt es noch keine Untersuchungen darüber, ob Männer, die regelmäßig heiße Vollbäder nehmen, unter ähnlichen Auswirkungen leiden.

Es gibt natürlich Situationen, die unsere Fruchtbarkeit negativ beeinflussen, sich aber unserer Kontrolle entziehen. Seit vielen Jahren notieren Beobachter, daß viele fiebrige Erkrankungen wie Typhus, Scharlach, Windpocken, Lungenentzündung bei Männern die Hoden schädigen können. Bis vor kurzem wußte man nicht, wie das geschieht. Zwar hilft Aspirin gegen Grippe, doch zeigen mehrere Untersuchungen, daß ein Fieberanfall während einer Grippe die Spermienzahl einige Zeit später erheblich verringern kann.

Ein weiterer Faktor ist das Klima. Im texanischen Galveston ist die Zahl der Schwangerschaften umgekehrt proportional der Außentemperatur. Im Januar werden 77 Prozent mehr Kinder gezeugt als im heißen August.

Kryptorchismus geht, wie bereits erwähnt, mit Unfruchtbarkeit einher. Doch wenn die Hoden bei der frühesten Gelegenheit zum Abstieg in den Hodensack veranlaßt werden, kann eine gute Fruchtbarkeit immer noch gewährleistet sein. Wenn das versäumt wird, ist es trotz Hodenabstieg später möglich, daß sie aus noch zu erörternden Gründen keine Spermien produzieren.

Woher kommt diese Zeitverschiebung von drei bis vier Wochen zwischen Hodenerwärmung und Minderung der Spermienzahl? Bei Menschen dauert es ein paar Monate, bis eine Spermienzelle die verschiedenen Stadien ihrer Entwicklung und Reifung durchlaufen hat. Obwohl die Daten darüber noch spärlich sind, reagieren bei diesem Fließband offenbar nur bestimmte Fertigungsschritte temperaturempfindlich, die Frühstadien sind dabei am widerstandsfähigsten. Wenn der Hoden einmal erwärmt worden ist, gibt es in den empfindlichen Stadien Unterbrechungen, doch die davor und die danach bleiben unberührt. Daher gibt es Leerstellen auf dem Spermafließband, die schließlich zutage treten, wenn die unbeschädigt gebliebenen fertigen Spermien ejakuliert sind. Die Wissenschaftler sind sich noch nicht sicher, welche Zellen betroffen sind und welche Teile des Zellapparates beschädigt werden, doch alles deutet darauf hin, daß es die Sertoli-Zellen sind, die auf höhere Temperaturen so empfindlich reagieren. Werden diese Zellen beschädigt, wird ihre Brutfunktion gestört, und die meisten von ihnen abhängigen Spermazellen sterben ab.

17. Unfruchtbarkeit: wenn der Samen fruchtlos bleibt

Wenn ein normales gesundes Paar eine Familie gründen will, geben die Fruchtbarkeitsgötter meist ihren Segen dazu. 65 Prozent erreichen ihr Ziel nämlich binnen der ersten sechs Monate, 85 Prozent im ersten Jahr und 90 Prozent innerhalb von zwei Jahren. Bei den restlichen 10 bis 15 Prozent wird die Erkenntnis, daß etwas nicht stimmt, allmählich beherrschend für das Denken – und in manchen Fällen auch für den Alltag, für Beziehungen und den Umgang mit seiner Familie und Freunden.

Die unvermeidliche Schuldfrage erhebt ihr häßliches Haupt. Früher hielt man Frauen in Sachen Fruchtbarkeit für allein zuständig. Heute fühlt sich der auf seine sexuelle Leistungsfähigkeit stolze Mann zwar immer noch kaum dafür verantwortlich, doch wird immer klarer, daß er in der Hälfte der Fälle zum Problem beiträgt. Heute liegen 30 bis 40 Prozent der männlichen Partner in einer unfruchtbaren Partnerschaft unterhalb der Grenze zur Unfruchtbarkeit. Doch nur ein Mann mit vergeblichem Kinderwunsch unter hundert erweist sich als steril und damit als Alleinverursacher.

Vielfach wird Unfruchtbarkeit zunehmend als Wechselwirkung, als gemeinsame Verantwortlichkeit angesehen. Bei diesem Ansatz werden für Mann und Frau Fruchtbarkeitswerte ermittelt, beim Mann meist nach der Qualität des Samens, und bei der Frau nach dem Hormonpegel und den gynäkologischen Befunden. Ein Paar mit beidseitig niedrigen Werten muß sich mehr für eine Schwangerschaft anstrengen als eines mit einem höheren gemeinsamen Wert. Eine Partnerin, die auf der Skala einen hohen Wert erreicht, kann so theoretisch den niedrigeren Wert des Partners kompensieren. Dies erklärt, warum es so viele Väter mit relativ geringer

Samenqualität gibt, und warum neue Beziehungen unfruchtbar bleiben können, obwohl beide aus früheren Beziehungen Kinder haben.

Was Sie beim ersten Arztbesuch erwartet

Vor dreihundert Jahren konnte ein Mann, der sich Gedanken über seine Fruchtbarkeit machte, seine Neugier im Badezuber befriedigen. Kluge Männer onanierten damals einfach ins Wasser; hochwertiges Ejakulat schwimmt wie Öl auf, während minderwertiges wie ein Stein untergeht. Viele Länder hatten ihre eigenen kuriosen Methoden, um festzustellen, wer unfruchtbar war, der Mann oder die Frau. Eine beliebte Methode auf dem Lande in Osteuropa war, vermutlich ein Überbleibsel aus der antiken ägyptischen Medizin, das Paar getrennt in Schüsseln mit einer Handvoll Gersten- oder Weizenkörner pinkeln zu lassen. Ein Urin, der die Körner binnen acht oder neun Tagen zum Keimen brachte, deutete auf Fruchtbarkeit hin. Keine Keimung hieß auch keine Kinder.

Unsere Vorväter hatten auch recht kuriose und einfältige Vorstellungen über die Ursache männlicher Zeugungsunfähigkeit. Eine gängige Vorstellung im siebzehnten Jahrhundert war, Samen müsse warm genug sein, um ein Ei zu befruchten, und Apotheker empfahlen allerhand Tinkturen, um ihm entsprechend einzuheizen. Verblüffenderweise wurde ein langer Penis bei Kinderwunsch als Nachteil angesehen. Der Samen werde zu kalt, bis er ankomme.

Heute hat man die Ursachen der männlichen Unfruchtbarkeit leider als viel komplexer erkannt. Die Andrologen und Gynäkologen von heute haben Zugang zu einer neuen Generation von Verfahrenstechnik und zu einer Hochtechnologie, die unser Verständnis der männlichen Zeugungsunfähigkeit ständig revolutioniert. Exotische Geräte richten Laserstrahlen auf Spermien und helfen ausrechnen, wie viele davon bewegungsfähig sind, wie schnell sie schwimmen, und in welche Richtung; computerisierte Videorekorder analysieren die Schwimmbewegungen. Spermien können jetzt durch eine Testbatterie gezwungen werden, um zu untersuchen, wie ausdauernd sie sind, ob sie den Schleimpfropf des Muttermunds und die Eihülle durchdringen können und wie sie auf bestimmte bewegungsfördernde Medikamente reagieren. Mit kritischem Blick durch futuristische Mikroskope mit Bewegungsanalysatoren können die Spermiendetektive jetzt mit Spezialfarbstoffen eingefärbte Spermien auf winzige Defekte überprüfen, die dem Arzt helfen, seine Diagnose zu stellen. Die relevante Frage ist, ob diese neue Technik wirklich hilft. Kann sie einem verzweifelten Paar neue Hoffnung geben? Sehen wir uns einmal an, was aus der Samenanalyse zu entnehmen ist, damit wir diese Frage beantworten können.

Wenn die Frau eine normale Menstruation hat und die normalen gynäkologischen Bedingungen für eine Schwangerschaft erfüllt, ist der nächste logische Schritt, den Mann in ein Labor zur Samenanalyse zu schicken. Die Tests dort sind einfach, könnten aber Frauen überflüssige Unannehmlichkeiten und komplexe Untersuchungen ersparen, sofern sich eindeutig nachweisen läßt, daß der Mann «schuld» ist. Er hat vielleicht gar kein Sperma oder die von ihm produzierten Spermien sind womöglich leblos oder bewegungsunfähig. Die Probe muß unbedingt im Samenlabor selbst beigebracht werden, normalerweise durch Masturbation. Für manche Männer kann das unangenehm sein, und Fruchtbarkeitskliniken bemühen sich zunehmend, besondere Räume bereitzustellen, wo dies in einer etwas entspannteren und streßfreieren Atmosphäre möglich ist.

Es dürfte auf der Hand liegen, warum die Probe direkt im Labor beigebracht werden muß, und nicht etwa zu Hause. So nämlich kann die Analyse binnen Minuten nach der Ejakulation beginnen, was wichtige Informationen über den Zustand der Geschlechtsdrüsen liefern kann, wie wir gleich noch sehen werden. Es kann die wichtige Bedingung garantiert werden, daß das Sperma vor Beginn der Analyse keinen extremen Temperaturunterschieden ausgesetzt war. Der Spermaspezialist hat größere Gewißheit, von wem die Probe stammt, und nicht zuletzt werden die Proben unter relativ kontrollierten und standardisierten Bedingungen beigebracht. Ansonsten sind die Unterschiede zwischen einer nach dem Verkehr entnommenen und einer durch Masturbation beigebrachten Probe relativ gering. Nach dem Verkehr ist die Spermaprobe normalerweise durch das bei sexueller Erregung produzierte größere Sekretvolumen eher verdünnt.

Der erste Schritt: Samenbewertung

Das Volumen des Ejakulats fällt dem untersuchenden Arzt als erstes ins Auge, obwohl es nichts darüber aussagt, wie viele Spermien wirklich produziert werden. Warum? Wie wir bereits gesehen haben, stammen nur zehn Prozent des Volumens der Samenflüssigkeit aus den Hoden. Aus diesem Grund fällt Männern mit durchtrennten Samenleitern normalerweise auch keine Veränderung ihrer Ejakulatmenge auf.

Im Gegensatz zum Volksglauben ist die Scheide nicht der angenehmste Ort für eine unternehmungslustige Spermie. Ihr stark saures Milieu hemmt das Wachstum von Bakterien und verringert die Wahrscheinlichkeit, daß Infektionen in noch empfindlichere Bereiche aufsteigen. Die Samenflüssigkeit hat nicht nur die Funktion, einen «wandernden Swimmingpool» für die Spermien bereitzustellen, sondern soll auch dieses saure Milieu teilweise neutralisieren, damit die Scheide wenigstens während der kurzen Anwesenheit der Spermien ein bißchen gemütlicher für sie wird. Normalerweise reicht das Volumen der ejakulierten Samenflüssigkeit (etwa ein Teelöffel) dafür aus. Ist es zu gering, hat das Spermium schlechte Karten, das Säurebad zu überstehen. Wieviel Flüssigkeit der Mann produziert, hängt von der Aktivität seiner Geschlechtsdrüsen ab, doch scheint die Menge beim selben Individuum, unter gleichen Umständen gewonnen, erstaun lich gleichbleibend. Die Gründe dafür sind unbekannt. Das kann mit Hormonen, mit der Größe der Drüsen oder mit ihrer Nervenanbindung zusammenhängen. Kleines Volumen an Samenflüssigkeit verringert daher die Zeugungswahrscheinlichkeit auch dann, wenn die Zahl der produzierten Spermien normal ist.

Ein weiteres für die Bewertung des Samens wichtiges Merkmal ist seine Beschaffenheit unmittelbar und kurz nach der Ejakulation. Normalerweise ist Samenflüssigkeit bei der Ejakulation gallertartig. Dann zerläuft dieser Samenklumpen nach kurzer Zeit bei Zimmertemperatur (in der Scheide noch schneller) durch das Einwirken der speziellen, gallertauflösenden Enzyme, die die Prostata beigesteuert hat. Die möglichen Gründe dafür, warum die Natur beschlossen hat, die Spermien in einer Gallerte einzuschließen, wenn die Samenflüssigkeit den Körper verläßt, sind bereits erörtert worden. Wenn der Bestimmungsort erreicht ist, ermöglicht dieser Schmelzprozeß die Freisetzung der Spermien für ihre Attacke. Eine (z. B. bakterielle) Entzündung der Geschlechtsdrüsen kann die Zusammensetzung der Sekrete verändern, den anfälligen Prozeß der Verklumpung und Auflösung des Ejakulats stören und die Wahrscheinlichkeit eines erfolgreichen Aufsteigens der Spermien in die Gebärmutter verringern. Wenn der Klumpen zu zäh ist, können sich die Spermien nicht frei bewegen, wenn er zu flüssig ist, schwimmen sie fort, bevor die chemischen Hilfsstoffe in der Samenflüssigkeit auf sie einwirken konnten.

Wie wichtig ist die Spermienzählung?

Wie viele Spermien ein Mann produziert, ist natürlich wichtig. Je mehr Spermien in die Scheide gelangen, desto größer die Wahrscheinlichkeit der Befruchtung des Eis. Doch ist die Spermienzählung nicht so entscheidend, wie man vielleicht meint. Die normale Spermienzahl pro Ejakulat liegt zwischen

100 und 500 Millionen (etwa 60 bis 150 Millionen pro Kubikzentimeter). Von dieser Horde schafft es nur eine «Elite» von 2000 bis in die Gebärmutter, und von diesen erreichen lediglich zweihundert das Ei. Eine zu niedrige Spermienzahl wird Oligospermie genannt (vom griechischen *oligos*, wenige).

Aber wer entscheidet, wie viele zu wenig sind? Der empfohlene Grenzwert ist nämlich mit den Jahren zurückgegangen. Vor zwanzig Jahren wurde ein Mann mit vierzig Millionen Spermien pro Kubikzentimeter als oligospermisch bezeichnet. Die Schwelle ist jetzt auf zwanzig Millionen, in manchen Ländern auf zehn Millionen pro Kubikzentimeter gesenkt worden. Es scheint, als seien andere Merkmale des Spermas wichtiger. Tatsächlich würden überraschend viele Väter, die den Arzt zur Verhütungsberatung aufsuchen, als oligospermisch angesehen: 20 Prozent haben weniger als 20 Millionen und 10 Prozent weniger als elf Millionen Spermien pro Kubikzentimeter. Trotzdem wird in den meisten Fällen Männern mit geringer Spermienzahl ein geringer Fruchtbarkeitswert zugeschrieben.

Vor dem Besuch im Labor wird der Mann aufgefordert, sich mindestens drei Tage lang des Verkehrs oder der Masturbation zu enthalten. Der Grund dafür ist ganz einfach. Der Spermienvorrat des Mannes ist nicht für häufigen Verkehr ausgelegt. Schon zwei Ejakulationen binnen zwölf Stunden können sogar den fruchtbarsten Mann zumindest zeitweise in den Orkus der Zeugungsunfähigen schicken. In einer Untersuchung wurden Medizinstudenten gebeten, alle acht Stunden durch Masturbation Samenflüssigkeitsproben abzuliefern. Keineswegs unerwarteterweise waren ihre Spermienzahlen schon bei der zweiten Probe kaum mehr nennenswert, und spätere Proben ließen ihre Werte ins Bodenlose fallen. Nach einer wohlverdienten dreitägigen Ruhepause war ihre Zeugungsfähigkeit wiederhergestellt. Angesichts dieser Beobachtung kann es nicht überraschen, wenn der Arzt ein paar Nachfragen zum Geschlechtsleben des Patienten hat.

Umgekehrt kann auch seltener Verkehr den Fruchtbarkeitswert senken, nicht nur weil der Mann weniger Chancen hat, sein Sperma etwa um die Zeit des Eisprungs einzubringen, sondern weil die Spermien auch um so langsamer werden, je länger sie im Fortsatz der Nebenhoden im Wartestand bleiben. Wenn unser Mann mehr als zwölf Tage lang enthaltsam bleibt, beginnen diese Spermien in relativ großer Zahl mit dem Harn auszusickern, um auf diese Weise Druck abzubauen und Platz für neuproduzierte Spermien zu machen.

Spermienqualität und -quantität

Wenn genug Spermien in die Scheide eingebracht werden, ist das recht schön, doch kann der Forscher deswegen noch lange nicht ruhig schlafen. Erst muß er sich die Spermien nämlich genauer ansehen. Wie viele davon leben? Wie bewegen sie sich? Wie sehen sie aus? Sind sie dafür ausgestattet, die lange Reise durchzustehen?

Wie stellt eine Frau sicher, daß nur ein gesundes Spermium am Ende ins Ei eindringt? Sie errichtet Hindernisse. Ihr Schleimpfropf am Muttermund ist ein Labyrinth aus Myriaden winziger Tunnel, das nur die Lebenskräftigsten durchdringen können. Die erschöpften, abnormalen und langsamen Spermien verfangen sich in diesem Schleim wie sorglose Fliegen im Spinnennetz. Eine hohe Zahl solcher Krüppel in einer Samenflüssigkeitsprobe drücken die Fruchtbarkeitsziffer, weil die Spermaforscher wissen, daß solche Spermien kaum Chancen haben, die Barriere des Schleimpfropfs im Gebärmutterhals zu überwinden. Doch die Natur kann ausgetrickst werden. Gynäkologen können sogar Spermien mit schlechten Eigenschaften eine bessere Chance auf das Ei geben, indem sie sie mit künstlicher Befruchtung jenseits der Barriere aussetzen. Bei der Befruchtung im Reagenzglas werden fast alle natürlichen Barrieren beseitigt. Dann kann nur noch die Eihülle zwischen Starken und Schwachen unterscheiden. Daher ist es wichtig, wie ein Spermium aussieht.

Vor zwanzig Jahren konnten die Ärzte nur die auffälligsten abnormalen Merkmale unterscheiden und verzeichnen – mehrere Köpfe, mehrere Schwänze, Schwellköpfe, Nadelköpfe. Heute sind die Geräte fortentwickelt, und die Ärzte können weitere, subtilere Merkmale der Spermazellen unterscheiden, bei denen vielleicht etwas nicht stimmt und ausreichen kann, das Eindringen ins Ei zu verhindern. Wenn wir solche Kriterien anlegen, erkennen wir, daß sogar ein gesunder Mann mit erwiesener Zeugungsfähigkeit unter normalen Bedingungen 40 bis 50 Prozent abnormale Spermien produziert. Fast die Hälfte dessen, was in den Hoden erzeugt wird, scheint Ausschuß zu sein. Dienen diese Mutanten einem besonderen Zweck? Gewährleisten sie irgendwie den Einsatzerfolg, indem sie sich wie Kamikazes opfern? Manche Forscher argumentieren, das Auftreten so großer Zahlen unvollkommener Spermien belege nur, wie empfindlich und anfällig der Prozeß ihrer Herstellung sei und wie leicht er durch Umwelteinflüsse wie Strahlung oder Chemie gestört werden könne. Wie wir noch sehen werden, wird die Liste dieser potentiell schädigenden Einflüsse jeden Tag länger und reicht von zu engen Unterhosen bis zur Bleivergiftung.

Ein Mann mit einer großen Zahl abnormal aussehender Spermien wird als teratospermisch bezeichnet (vom griechischen Wort *teratos*, Ungeheuer). Manche Männer produzieren Spermien, die alle denselben Fabrikationsfehler haben – zum Beispiel einen verkehrt angesetzten Kopf oder einen Knick im Schwanz. In diesen Fällen, wo alle produzierten Modelle denselben Fehler haben, ist häufig ein fehlerhaftes Chromosom die Ursache. Zum Glück sind solche Gendefekte nicht sehr verbreitet, weil der Spezialist nur wenig tun kann, um die Lage zu beheben. Der größte Teil der Männer mit Teratospermie erzeugen Spermien mit verschiedenen Defekten, fast als sei die gesamte Produktion durcheinandergeraten.

Es ist einleuchtend, daß ein Strukturdefekt weitgehend darüber entscheidet, ob Spermien wie Delphine oder wie

Schildkröten schwimmen, womit wir zu einem weiteren wichtigen Merkmal der Spermazelle gelangen – ihrer Beweglichkeit. Schwimmt sie schnell? Schwimmt sie geradeaus? Es nützt sehr wenig, wenn ein Mann Millionen schnittiger Spermien produziert, wenn sie nicht genug Ausdauer haben, um das Ei zu erreichen, oder ihr Schwanz sie im Kreis herumtreibt. Eine neue Generation von Tests und Meßgeräten kann Angaben darüber liefern, wie viele geradeaus schwimmen, und wie schnell. Für Geschwindigkeit und Beweglichkeit haben wir Vergleichsgrößen für sogenannte Normalität. Ein Mann, der mehrfach eine große Zahl langsam schwimmender Spermien erzeugt, wird als asthenospermisch bezeichnet, was wörtlich bedeutet, daß den Spermien die Kraft fehlt. Asthenospermie scheint ebenfalls viele Ursachen zu haben, von genetischen bis zu umweltspezifischen.

Allgemein gilt, daß die Qualität um so besser ist, je mehr Spermien die Hoden ausstoßen. Die Spermien sind häufig schlanker und schwimmen schneller. Wenn die Spermienzahl geringer ist, scheint auch irgend etwas mit der Qualitätskontrolle schiefzulaufen. Die Chancen eines Mannes mit Oligospermie, seine Frau zu befruchten, sind nicht nur deswegen geringer, weil er weniger Spermien hat, sondern häufig auch, weil diese wenigen schlechte Schwimmer sind und ungesund aussehen. Zeugungsunfähigkeit ist nämlich häufig ein Zusammenwirken verschiedener Faktoren. Selten erleben wir Männer mit normaler Spermienzahl und normalem Erscheinungsbild, aber schlechter Beweglichkeit, oder Männer mit normaler Spermienzahl und guter Beweglichkeit, aber abnormalem Erscheinungsbild der Spermien.

Obwohl es für einen Arzt häufig schwierig sein kann, den Finger auf einen spezifischen Grund für schlechte Samenqualität zu legen, kann er in den meisten Fällen (fast 90 Prozent) deutliche Hinweise bekommen, indem er den Patienten ausfragt und eine einfache Untersuchung durchführt. Es gibt inzwischen eine ganze Bibliothek von Daten über Faktoren, die erwiesenermaßen die männliche Fruchtbarkeit beeinträchtigen. Das größere Erscheinungsbild der Hoden, die Verteilung der Körperbehaarung, Betastung der Prostata – das alles sind wichtige Bestandteile des Puzzles. Welches sind die häufigsten Gründe für die Unfruchtbarkeit des Mannes?

Ursachen männlicher Unfruchtbarkeit

Zu seltener Verkehr

Es mag unnötig scheinen, Paaren mit Kinderwunsch zu raten, daß sie Verkehr miteinander haben sollten, aber bisweilen müssen Ärzte genau das sagen! Zum Beispiel sind manche mit extrem dicken Frauen verheiratete Männer überzeugt, sie hätten normalen Verkehr, doch erwiesen sich ihre Gattinnen bei Überprüfung durch den Gynäkologen als Jungfrauen! Hier waren die Männer mit ihrem Penis nur bis zu den Speckfalten um die wahre Verheißung vorgedrungen.

In einer amerikanischen Untersuchung konnten fünf Prozent der Fälle männlicher Zeugungsunfähigkeit mit der Impotenz des Mannes erklärt werden. Jeder hat andere Vorstellungen darüber, was normale Häufigkeit des Verkehrs ist, doch leuchtet ein, daß Leute, die ein- oder zweimal monatlich für normal halten, ein Spiel mit der Schwangerschaft treiben, bei dem die Wahrscheinlichkeit sehr gegen sie spricht. Andererseits nimmt eine sehr hohe Häufigkeit des Verkehrs den Spermienvorräten jede Möglichkeit zur Erholung, besonders bei Männern mit ohnehin geringem Fruchtbarkeitswert. In zwei Prozent der Fälle haben Männer Probleme mit ihrer Ejakulation. Bei manchen gelangen die Spermien nie in die Scheide und geraten statt dessen durch retrograde Ejakulation in die Blase des Mannes. Diese Männer können dem Arzt häufig mitteilen, daß ihr erster Harn nach dem Verkehr immer trüb ist. In diesen Fällen müssen entweder die Spermien mit ein paar chemischen Tricks aus dem Harn gerettet und in die Partnerin inseminiert werden, oder der Blasenausgang muß so verändert werden, daß er sich während der Ejakulation schließen kann.

Hormonelles Ungleichgewicht
Die Spermienfabriken in den Hoden brauchen die richtige Hormonmischung, um ihr Fließband in Gang zu halten. Eines der wichtigsten Hormone ist das Testosteron. In den meisten Fällen sind die Hormone im Gleichgewicht. Doch ist errechnet worden, daß etwa zehn Prozent der unfruchtbaren Männer die Schuld auf ihre Hormone schieben dürfen. In manchen Fällen ist nicht genug luteinisierendes Hormon vorhanden. Das ist das von der Hirnanhangdrüse produzierte Hormon, das die Erzeugung von Testosteron regelt. In anderen Fällen wird die Produktion des männlichen Hormons aufgrund von Hormonen wie dem Prolaktin gebremst, die von der Hirnanhangdrüse in zu hohen Mengen erzeugt werden. Die Puzzlestücke ordnen sich, wenn ein Spezialist eine Batterie von Hormontests in Auftrag gibt. Diese Hormonstörungen können erfreulicherweise in den meisten Fällen behoben werden. Medikamente, Fettleibigkeit und Streß können allesamt den Pegel an männlichem Hormon senken und die Spermafließbänder aus dem Takt bringen.

Krampfadern an den Hoden
Wie wichtig es ist, die Hoden kühl zu halten, ist in einem früheren Kapitel erörtert worden. Im Zusammenhang damit sollte eine der vielleicht verbreitetsten Ursachen schlechter Samenqualität erwähnt werden: die Varikozele. Die Varikozele ist ein Krampfaderbruch am Hoden. Er tritt linksseitig häufiger auf als rechtsseitig, und von den größeren Exemplaren heißt es häufig, sie fühlten sich wie ein «Beutel Würmer» an. Warum der Krampfaderbruch auftritt, ist immer noch heiß umstritten. Vielleicht ist es eine ererbte Schwäche der Venenwand (hatte die Mutter Krampfadern in den Beinen?) oder es kann eine Störung in der Fortpflanzungsanatomie vorliegen, die dort zu hohen Blutdruck erzeugt. Die Ärzte

sind sich noch nicht sicher. Das Ergebnis ist eine Blutstauung auf derselben Seite, die die Kühlmechanismen der Hoden beeinträchtigen und eine lokale Temperaturzunahme von 2 bis 3 °C bewirken. Diese höhere Temperatur kann vom Arzt entweder mit einer Kamera durch einen wärmeempfindlichen Film oder durch wärmeempfindliches Papier sichtbar gemacht werden. Wie bereits erwähnt, kann auch schon ein leichter Temperaturanstieg zu einer drastischen Abnahme der Spermaqualität führen; zwei Drittel der Männer mit Varikozelen haben eine Kombination von Teratospermie und Asthenospermie. Zum Glück kann diese Abnormalität in vielen Fällen durch eine relativ harmlose Operation korrigiert werden, bei der die erkrankte Vene lediglich etwas weiter oben verödet wird, was häufig zu einer Verbesserung der Fruchtbarkeitswerte führt. Zehntausende solcher Operationen werden in den Vereinigten Staaten jedes Jahr durchgeführt. Das Problem dabei ist nur, daß zwar 39 Prozent aller unfruchtbaren Männer eine Varikozele haben, aber auch zehn Prozent der fruchtbaren, was darauf hindeutet, daß die Varikozelen in vielen Fällen vielleicht nicht Hauptursache sind.

Lebensweise

Es ist schwierig, die Auswirkungen der Lebensweise auf die Zeugungsfähigkeit zu ermessen. Sicher kann in manchen Fällen übertriebene Völlerei zur Verringerung der Spermaqualität beitragen. Das Rauchen ist umstritten, und die Forscher streiten über seinen Einfluß. Die meisten Studien konnten keine signifikante Beziehung zwischen dem Tageskonsum an Zigaretten und der Spermaqualität nachweisen. Dagegen sind die negativen Auswirkungen des Alkohols gut dokumentiert. Alkohol kann die Fruchtbarkeit auf vielfache Weise beeinträchtigen: er bremst die Sekretion des männlichen Hormons und verursacht die Einstellung der Spermaproduktion, und er vermindert die Potenz. Wieviel Alkohol erforderlich ist, um diese Veränderungen auszulösen, ist noch unbekannt.

Drogen und Medikamente
Der Prozeß der Spermaerzeugung ist sehr anfällig. Bestimmte Schritte sind extrem empfindlich, und die geringste Abweichung von der Normalität kann bereits eine Störung verursachen. Gewisse Medikamente sind berüchtigt dafür, daß sie die Spermaproduktion zum Stillstand bringen. Darunter sind Mittel gegen Krebs, bestimmte hochdosierte Antibiotika und gewisse Neuroleptika. Wie steht es mit den Allerweltsarzneien, mit Schmerztabletten, Herzmitteln, Asthmasprays, schwächeren Antibiotika? Die Liste wird jeden Tag länger, aber wenig ist über ihre Auswirkungen auf die Hoden oder über ihre Wechselwirkungen bekannt. Zum Glück werden die Pharmakonzerne inzwischen für die Nebenwirkungen ihrer Produkte haftbar gemacht, was hoffentlich ihr Mitteilungsbedürfnis an den Arzt über mögliche Auswirkungen auf die Zeugungsfähigkeit erhöhen wird. Es liegt auf der Hand, daß die Feststellung, welche Medikamente in welcher Menge eingenommen werden, ein wichtiger Aspekt für das Gespräch zwischen Arzt und Patient ist.

Umweltgifte
Die potentiell nachteiligen Wirkungen von Umweltfaktoren auf die Fruchtbarkeit von Mann und Frau ziehen zur Zeit in den USA großes Interesse der Forschung auf sich. Bestimmte Berufe setzen Männer Chemikalien aus, von denen bekannt ist, daß sie in hoher Konzentration die Spermienproduktion stören. Schwermetalle – besonders Blei – sind dafür berüchtigt. Mehrere Untersuchungen bei Männern in Batteriefabriken haben eine direkte Beziehung zwischen dem Bleigehalt in ihrem Blut und verringerten Fruchtbarkeitswerten nachgewiesen. In einem Fall hatten 93 Prozent der Beschäftigten, die den höchsten Bleikonzentrationen ausgesetzt waren, Zeugungsprobleme. Auch Schweißer scheinen große Mengen von Metallpartikeln einzuatmen, die ihre Samenqualität beeinträchtigen können. Nach einer deutschen Untersuchung suchten Schweißer viel häufiger die Fruchtbarkeitsberatung

auf als jeder andere Berufsstand. Dänische Wissenschaftler haben nachgewiesen, daß Schweißer von rostfreiem Stahl die schlechteste Samenqualität hatten. Organische Lösungsmittel sind eine weitere Kategorie, die dem Fruchtbarkeitsforscher kalte Schauer über den Rücken jagt. Das Einatmen verschiedener Kohlenwasserstoffe in der chemischen Industrie – Toluol, Schwefelkohlenstoff, Äthylenglykol – senkt nachweislich die Spermaqualität. Mehrere Fallstudien sind über Maler veröffentlicht, deren Fruchtbarkeitswerte stiegen, wenn sie den Beruf wechselten.

Aber was ist mit dem Mann auf der Straße – der jeden Morgen in Auspuffgaswolken zur Arbeit geht? Wie steht es mit dem Mann, der Nahrungsmittel zu sich nimmt, die angeblich so harmlose Zusatzstoffe enthalten, oder dem Mann, der seine dritten Zähne in Reinigungsflüssigkeit badet, ohne sie hinterher abzuspülen? Was ist mit dem Saubermann, der sich Aftershave ins Gesicht reibt und das dann den lieben langen Tag einatmet, oder dem, der sich Fluorkohlenwasserstoffe unter die Achselhöhlen sprüht? Können solche Dinge Männer mit einer Fruchtbarkeit, die bereits am Grenzwert liegt, unfruchtbar machen?

Antikörper vom Immunsystem

Spermien werden von unserem Immunsystem als fremde Zellen angesehen, weil sie keiner anderen Körperzelle ähneln. Um das Immunsystem daran zu hindern, die Spermien anzugreifen, hat die Natur die Spermienfabriken mit besonderen Wandungen umgeben, die die Freßzellen des Immunsystems draußen halten. Auch der Organismus von Frauen hat verschiedene Methoden, zu verhindern, daß die Spermien eines Mannes auf ihrer Reise zum Muttermund vom Immunsystem geortet werden. Leider versagt das System von Zeit zu Zeit, und sowohl die Frau als auch der Mann fangen an, Antikörper gegen das Sperma zu produzieren, die sich außen an die Spermien anheften, mit verheerenden Folgen für die Fruchtbarkeit. Wenn die betroffenen Spermazellen mit diesen Antikörpern vor der Ejakulation (wenn es am Mann liegt) oder auf dem Weg zum Ei (wenn es an der Frau liegt) tapeziert werden, fällt es ihnen schwerer, zu schwimmen, aus den Klümpchen zu entkommen und in das Ei einzudringen. Der Verdacht ist bald geweckt, wenn eine Untersuchung der Spermaprobe Spermien zeigt, die wie die Schlangen auf einem Medusenhaupt zusammenklumpen.

Warum passiert das? Vermutlich sind irgendwann die Abwehrschranken zusammengebrochen, die das Sperma vor dem Immunsystem schützen. Männer mit durchtrennten Samenleitern erzeugen oft große Mengen dieser Antikörper, teilweise weil Spermien an der Operationsstelle freigesetzt werden und mit den Zellen des Immunsystems in Berührung kommen. Wenn das passiert, verringert das ihre Chancen, je wieder fruchtbar zu werden, selbst wenn die Samenleiter wieder durchlässig gemacht werden. Auch eine frühere Infektion im Reproduktionstrakt des Mannes kommt in Betracht, da bei einer Prostata- oder Nebenhodenentzündung die Trennwände durchlässig werden, die die Spermien vor dem Immunsystem schützen. Die Zahl der Männer mit diesem Problem ist relativ klein – etwa ein bis drei Prozent derer, die eine urologische Klinik aufsuchen. Es kann jedoch sein, daß von diesen manche durch die Untersuchung rutschen, weil bei ihnen die Menge an Antikörpern nicht ausreicht, um ein Verklumpen der Spermien hervorzurufen. In diesen Fällen können trotzdem so viele Antikörper an den Köpfen oder Schwänzen der Spermien hängen, daß sie das Eindringen ins Ei verhindern oder sie derart bremsen, daß sie nicht mehr zur rechten Zeit an den bewußten Ort gelangen können. Heute gibt es empfindliche Bluttests, mit denen man das feststellen kann. Die betroffenen Männer erhalten dann zwei bis drei Monate lang eine besondere Hormonbehandlung. Damit kann man die Aktivität der Freßzellen zeitweilig dämpfen, die Menge der Antikörper drosseln und die Spermien so weit reinigen, daß die Chancen für eine Schwangerschaft wieder steigen.

Infektionen im Fortpflanzungssystem

Bei der Betrachtung von Spermaproben kann der Forscher von Zeit zu Zeit feststellen, daß die Spermien unter dem Mikroskop nicht allein sind. Häufig sind sie mit weißen Blutkörperchen vermischt, ein verräterisches Zeichen, daß in einem oder mehreren der inneren Geschlechtsorgane eine Infektion lauert. In vielen Fällen sind die Spermien in diesem Ejakulat von schlechterer Qualität und zeigen, daß die Infektion Schäden verursacht hat. Häufig spürt der Mann, von dem die Samenprobe stammt, in dieser Region keinen Schmerz und auch kein Unbehagen, und noch seltsamer ist, daß eine aus der Samenflüssigkeit angelegte Kultur das angreifende Bakterium selten verrät. Und genau das ist die Tragödie. Weil keine Symptome vorliegen, kann unser hoffnungsvoller Vater jahrelang ungebetene Gäste mit sich herumschleppen, die heimtückisch in seinen Geschlechtsdrüsen die Saat der Zerstörung verbreiten.

Von chronischer und akuter Entzündung ist bekannt, daß sie die Drüsenfunktion beeinträchtigt, was zu unerwünschten Veränderungen von Zusammensetzung und Beschaffenheit der Samenflüssigkeit führen und auf bisher noch unerforschte Art und Weise beeinflussen kann, wie viele Spermien im Ejakulat auftreten und wie sie aussehen und sich bewegen. Noch beunruhigender ist die Nachricht, daß bereits am Ei angeheftete Bakterien beobachtet wurden, was bedeutet, daß sie ihr Zerstörungswerk im Leib der Frau fortsetzen und sogar das Ei nach der Befruchtung befallen können. Viele Gynäkologen haben eine Schwangerschaft erreichen können, indem sie den Mann mit Antibiotika behandelten, die unter Umständen über Monate eingenommen werden müssen. Häufig ist das sogar dann das letzte Mittel, wenn in der Samenflüssigkeitsprobe keine weißen Blutkörperchen gesichtet wurden. Diese stummen Infektionen können dem Spezialisten allerhand zu schaffen machen, der sich dabei auf seinen sechsten Sinn verlassen muß.

Etwa zwanzig Prozent der Männer, die wegen Zeugungsproblemen zur Beratung kommen, hatten früher ein Kind mit derselben Partnerin, aber jetzt Schwierigkeiten mit dem zweiten Kinderwunsch. Unter solchen Umständen ist eine stumme Infektion, die nach Zeugung des ersten Kindes eingetreten ist, die logische Erklärung. Natürlich können Bakterien und Viren auch die Spermafließbänder direkt angreifen, aber Fälle von Hodenentzündung sind selten stumm und werden vom Patienten meist erinnert. Mumps im Erwachsenenalter ist dabei wahrscheinlich am berüchtigtsten, und in 25 Prozent der Fälle greift der Virus die Hoden an. Zum Glück tritt der Schaden in etwa 70 Prozent der Fälle nur auf einer Seite ein, und die andere Fabrik expandiert und übernimmt die gesamte Produktion.

Blockaden in den Nebenhoden
Wie bereits erläutert, ist eine normale Größe der Hoden ein Hinweis darauf, daß die Spermafabriken voll ausgelastet sind. Hoden, die weniger als vier Zentimeter lang sind, lassen auf Probleme mit der Spermaproduktion schließen, die im allgemeinen proportional zum Volumen der Hoden abnimmt. Wenn die Samenflüssigkeitsprobe zugleich spermienfrei ist, läßt dies darauf schließen, daß irgendwo eine Blockade ist, und weil es zwei Spermienfabriken sind, müssen dann auch zwei Blockaden vorliegen.

Bei zwei Prozent der Männer, die in den USA zur Beratung kommen, ist die Ursache dieser Blockade, daß die Samenleiter von den Hoden nach draußen sich im embryonalen Zustand nicht entwickelt haben. Da dieser Geburtsfehler auch mit Defekten in anderen Geschlechtsdrüsen einhergeht, produzieren diese Männer häufig eine geringere Menge an Samenflüssigkeit. In anderen Fällen werden diese Blockaden von Bakterien oder möglicherweise von Viren erzeugt, wobei Chlamydia vermutlich der Hauptfeind ist. Wenn man sich überlegt, wie haarfein die Kanälchen in den Nebenhoden sind, wird verständlich, daß eine lokale Entzündung, der eine Ablagerung von Bindegewebsfasern folgt, leicht zur Verstopfung wichtiger Samenkanälchen führen kann. Nach Berechnungen ist in vier bis acht Prozent der Fälle von Unfruchtbarkeit die schlechte Beschaffenheit des Samens meist durch solche Blockaden in den Nebenhoden zu erklären. Können Männer mit einer solchen Blockade behandelt werden? Geschickten Chirurgen ist es gelungen, Blockaden in den Nebenhoden durch Umleitungen zu überbrücken. Es scheint jedoch entscheidend zu sein, daß die Blockaden nicht zu nahe bei den Hoden liegen. In dem Prozeß der Spermienreifung, der in den langen Samenkanälchen des Nebenhodens stattfindet, ist keine Abkürzung möglich; wenn eine Spermie durch die Umleitung zu rasch nach draußen kommt, kann sie oft nicht gut schwimmen und nicht ins Ei eindringen.

Bewegungsunfähige Spermien
Bisweilen erblickt ein Spezialist durch sein Mikroskop einen Friedhof von Spermienzellen, die zwar normal aussehen, aber scheinbar mausetot sind. Mit speziellen Färbungen läßt sich oft nachweisen, daß sie zwar leben, aber schlicht bewegungsunfähig sind. Bei diesen Männern fehlt den Spermien durch einen Chromosomendefekt ein wichtiger Teil des Bewegungsmechanismus, wie bei einem Auto mit kaputter Kupplung. Das Schwänzchen der Spermien liegt still und kann die peitschenförmige Bewegung nicht erzeugen, die zur Fortbewegung notwendig ist. In manchen Fällen sind davon alle Körperzellen mit Geißeln oder Wimpern betroffen, die schließlich nur kürzere Ausgaben eines Spermienschwanzes sind. Wenn die Wimperzellen in den Verästelungen der Lungenbronchien betroffen sind, lassen sie Schleimansammlungen und Entzündungen zu, anstatt die im Schleim enthaltenen Bakterien hinauszustrudeln, damit sie ausgehustet werden können. Deswegen kann der Arzt, der die Zeugungsfähigkeit untersucht, den Patienten fragen, ob bei ihm oder in der Verwandtschaft chronische Bronchitis vorkommt. Da dies ein genetisches Problem zu sein scheint, gibt es hier leider wenig Aussicht auf Behandlung oder Heilung.

Keine Spermien im Ejakulat

Etwa fünf bis zehn Prozent der Männer müssen die betrübliche Mitteilung akzeptieren, daß in ihrem Ejakulat keine Spermien sind. In früheren Kapiteln haben wir zwei Ursachen der Asthenospermie erörtert: Ein Verschluß der ableitenden Samenkanälchen nach einer Entzündung und das Nur-Sertoli-Zellen-Syndrom, bei dem die Keimzellen vor der Geburt nicht zu den Hoden gewandert sind. Ein weiterer Grund kann sein, daß die Spermaproduktion aus unerklärlichem Grund plötzlich eingestellt wurde. Die Ursache könnte ein Virus sein, ein Chromosomendefekt, ein fehlendes und bisher noch nicht identifiziertes Hormon oder eine für die Spermien erforderliche chemische Verbindung. Die Hodenbiopsie zeigt alles außer der ursprünglichen Ursache. Einer der häufigsten Chromosomendefekte bei Männern ist das Klinefelter-Syndrom, bei dem jede Zelle ein zusätzliches X-Chromosom hat. Obwohl viele dieser Männer unter Umständen ganz normal aussehen, zerstören sich ihre Hoden und besonders die Spermafabriken darin ungefähr in der Pubertät selbst. Danach füllen sich die Samenkanälchen mit einem Gewirr von Bindegewebe, das die Hoden zum Schrumpfen bringt. Für diese und andere Männer mit Asthenospermie ist der einzige Ausweg künstliche Befruchtung durch Spendersamen oder Adoption.

Fehlender Hodenabstieg

Daß die Hoden nach der Geburt nicht in den Hodensack absteigen, kommt gar nicht selten vor. Problematisch ist dabei, daß dies häufig mit Unfruchtbarkeit verbunden ist, auch wenn es vor dem fünften Lebensjahr korrigiert wird. Sogar 35 Prozent der Männer, bei denen nur ein Hoden abgestiegen ist, leiden trotz Korrektur im Kindesalter an Unfruchtbarkeit.

Es hat den Anschein, daß weitere Fehler im Fortpflanzungsapparat mit diesem Problem des fehlenden Hodenabstiegs einhergehen. Ein solcher Defekt ist die Verstopfung der verschiedenen Kanälchen, die auch erklärt, warum die späteren Samenproben von so schlechter Qualität sind.

Die Ursachen für männliche Unfruchtbarkeit sind vielfältig und häufig komplex. Das Hauptproblem für den Fruchtbarkeitsspezialisten besteht darin, daß es nur drei Leiden gibt, die mit einiger Erfolgsaussicht behandelt werden können: Hormonstörungen, Infektionen und Krampfaderbrüche (Varikozelen). Männer, deren Unfruchtbarkeit von anderen Faktoren verursacht wird, machen vielleicht verzweifelt die Runde bei Akupunkteuren, Heilpraktikern und Homöopathen, bevor sie die traurige Wahrheit akzeptieren. Die frustrierendste Gruppe für den Spezialisten sind die Männer, die völlig normal scheinen – sowohl sie als auch ihre Frauen haben hohe Fruchtbarkeitswerte –, bei denen aber die Befruchtung aus irgendeinem unerklärlichen Grund nicht stattfindet. Es ist klar, daß noch ein weiter Weg zurückgelegt werden muß, bevor die Wissenschaftler zu einem vollständigen Verständnis der Bedingungen gelangen, die für eine Schwangerschaft erfüllt sein müssen. Die neuen Verfahren der Befruchtung im Reagenzglas tragen zu einem Verstehen der Eigenschaften der Spermien bei, die für das Eindringen ins Ei erforderlich sind. Eine neue Generation von Spermazentrifugen schärft unsere Wahrnehmung für die Auswirkung von Umwelteinflüssen, Medikamenten und der Lebensweise auf die Spermienqualität. In ein neues Zeitalter treten wir auch insofern ein, als wir die Qual des unfruchtbaren Paares besser verstehen, allmählich wissen, wieviel der Mann dazu beiträgt und daß die psychischen Folgen auch als Krankheit anerkannt werden sollten, der sich die Forscher annehmen sollten und der das Mitgefühl der Mitmenschen gebührt.

18. Streß und Empfängnisverhütung

Streß ist ein Begriff, der fast unmöglich zu definieren ist – zumindest nicht zur Zufriedenheit derer, die damit leben müssen. Vielleicht liegt dies daran, daß er zu viele verschiedene Lebenssituationen umfaßt und unsere Reaktion darauf mit unserer Persönlichkeit so verwoben scheint. Doch für unsere frühesten Vorfahren war die Definition noch klar: Streß war, wenn man plötzlich einem gierigen Löwen gegenüberstand oder nach einem Klimawechsel Zeiten von Hunger und Dürre überstehen mußte. Streß war auch, von der Gruppe ausgegrenzt zu werden oder um Lebensraum kämpfen zu müssen, wenn die Bevölkerungsdichte zu groß wurde. In solchen Nöten war schwerlich die richtige Zeit, Nachwuchs in die Welt zu setzen. Die Natur hatte dieses Problem bedacht, indem sie die primitiven Hirne darauf programmierte, chemische Botenstoffe freizusetzen, die den Fortpflanzungsprozeß so lange abschalteten, bis die lebensbedrohliche Lage vorbei war. Millionen Jahre später geistert der Schatten des gierigen Löwen noch immer durch unseren Alltag. Es ist, als halte sich immer noch ein imaginärer Finger ständig bereit, auf einen chemischen Knopf zu drücken und unsere Hoden zu drosseln oder abzuschalten – in einer Primitivreaktion auf Dinge, die unser Körper als lebensbedrohlich fehlinterpretiert. Vielleicht stehen wir dabei gerade zähneknirschend im Stau oder laufen Marathon. Vielleicht betrauern wir den Verlust eines geliebten Wesens oder machen uns Sorgen, womit wir die vielen Rechnungen bezahlen sollen. Jede dieser Situationen kann bei uns in unterschiedlicher Stärke eine Reaktion genau wie bei unseren Ahnen auslösen, deren Alltag noch nicht ganz so kompliziert, aber manchmal viel lebensgefährlicher war.

Nehmen wir nur mal eine Betätigung, die manche extrem streßt, das Training im Sport. Schon das Wort macht vielen Angst, und schon kurz bevor es losgeht, ergeben sich bemerkenswerte Veränderungen in der Körperchemie. Sportmediziner wissen seit längerem, daß Sportlerinnen häufig einen unregelmäßigen oder abnormalen Menstrualzyklus haben. Je härter eine Frau trainiert, desto größer die Störungen, und bei manchen bleibt die Regel völlig aus. Das kann nur eins bedeuten – das empfindliche Gleichgewicht der Geschlechtschemie, das die zyklischen Veränderungen in den inneren Geschlechtsorganen auslöst, ist massiv gestört.

Da überrascht die Nachricht nicht, daß sportlich begabte junge Mädchen, die schon vor der Regel zu extrem hartem Training angehalten werden, häufig erst mit großer Verzögerung in die Pubertät kommen. Am extremsten ist das bei Olympiaturnerinnen und Ballettänzerinnen, auf deren schmalen Schultern auch noch der Konkurrenzdruck und die damit einhergehenden seelischen Enttäuschungen lasten.

Männer haben natürlich keine Regel, weisen aber entsprechende Störungen in ihren Geschlechtshormonen und -organen auf. Es konnte nachgewiesen werden, daß der Streß beim Langstreckenlauf den Testosteronspiegel ins Bodenlose fallen läßt. Dasselbe passiert beim Militär, wenn gesunde junge Männer nach der Grundausbildung zum ersten Mal ein schweres Gefecht mitmachen. Viele andere Formen von Körperstreß wie eine schwere Operation, Verbrennungen dritten Grades oder ein überstandener Herzinfarkt können ebenfalls unsere Geschlechtsdrüsen zeitweilig abschalten. Natürlich bewirken viele dieser Situationen, wie wir noch sehen werden, auch große Seelenqual, die ebenfalls ihren Tribut von den Geschlechtsdrüsen fordert.

Wie fährt unser Körper die Aktivität unserer Geschlechtsorgane zurück, wenn wir derart bedroht sind? Offenbar indem er einen der Hormonschalter, mit denen unsere Fruchtbarkeit gedrosselt oder abgestellt werden kann, oder alle zugleich betätigt, und das auf verschiedene Art und Weise.

Vor etwa zehn Jahren entdeckten Wissenschaftler, daß unser Körper seine eigenen Schmerzmittel produziert – dem Morphium sehr ähnliche biologische Beruhigungsmittel. Sie konnten nachweisen, daß die Menge dieser natürlichen Drogen in unserem Hirn größer wird, wenn uns Schmerz oder Verletzung droht. Bei schwangeren Frauen nahm sie erwartungsgemäß kurz vor dem Einsetzen der Wehen zu. Auch bei der Akupunktur konnte eine solche Morphinausschüttung nachgewiesen werden, was zumindest ihre anästhesierende Wirkung erklärt.

Vor kurzem wurde nachgewiesen, daß diese körpereigenen Schmerzstoffe bei Marathonläufern nicht nur während des Rennens zunehmen, sondern schon vorher, und auch bei Rekruten, wenn sie untrainiert sind und hart rangenommen werden. Vielleicht erklärt das die Euphorie von Sportlern nach besonders harten Wettläufen, und daß manche Jogger nach regelmäßigem Laufen genauso süchtig werden wie andere nach einer regelmäßigen Spritze Morphium. Bemerkenswert an diesen Schmerzabwehrstoffen ist außerdem, daß sie auch drastisch auf unsere Körperchemie einwirken, indem sie die Hormone drosseln, die die Aktivität der Hoden und Eierstöcke steuern. Im Ergebnis schützt dieses natürliche «Morphin» nicht nur unseren eigenen Körper vor möglicher Überlastung durch Streß, sondern läßt es auch unwahrscheinlicher werden, daß wir Nachkommen denselben Belastungen aussetzen. Sie kommen erst gar nicht zur Welt.

Andere Bahnen, durch die der Streß solche empfängnisverhütende Wirkung entfalten kann, sind seit vielen Jahren bekannt, wobei am stärksten die Nebennierenrinde auffällt, eine äußerst leistungsfähige Drüse, die einen chemischen Sprengstoff in unsere Blutbahn ausschüttet, wenn wir unter Streß geraten, das Adrenalin. Diese Streßchemie hemmt auch nachweislich unsere Fruchtbarkeit, eine weitere Sicherung für den Fall, daß unsere körpereigenen Schmerzabwehrstoffe eine Befruchtung nicht verhüten. Vor kurzem haben Wissenschaftler entdeckt, daß Streßnerven auch direkt bis zu den Leydig-Zwischenzellen reichen, eine Erklärung dafür, warum unser Testosteronspiegel bei akutem Streß derart abstürzt.

Doch Streß erfahren wir nicht unbedingt nur körperlich. Psychischer Streß ist unter Umständen genauso real und manchmal noch viel bedrohlicher. Es gibt eindrucksvolles Material darüber, daß psychischer Streß die männlichen Geschlechtsorgane stark in Mitleidenschaft zieht. Die erste dokumentierte Arbeit über seine Wirkung auf die Spermienzahl war eine Untersuchung an Häftlingen, die in der Todeszelle jahrelang auf ihre Hinrichtung warten mußten. Wißbegierige Forscher entnahmen ihren Hoden in regelmäßigen Abständen kleine Gewebsproben, während der Tag der Hinrichtung herannahte. Sie erkannten, daß die Spermienfabriken in den Hoden ihre Produktion allmählich verlangsamten und in manchen Fällen sogar ganz einstellten. Zwar gibt es auch im Alltag Streßsituationen, die manche wie das Harren auf eine Hinrichtung empfinden mögen, doch waren nur wenige Menschen je einem so hohen psychischen Dauerstreß ausgesetzt wie die Todeskandidaten. Andererseits sind schwächere Formen von psychischem Streß in der heutigen Gesellschaft weit verbreitet und scheinen sich ebenfalls auf die Fruchtbarkeit auszuwirken. Schon 1806 vermutete ein englischer Arzt, Streß durch sozialen Abstieg könne sich auf die Geschlechtsdrüsen eines Menschen auswirken und seine Fruchtbarkeit verringern. Er meinte, ein solcher Abstieg oder schon die Furcht davor genüge, um einen Mann impotent zu machen. Damals wurde er wegen seiner Gedanken verlacht, heute wird in medizinischen Fachzeitschriften darüber geschrieben.

Untersuchungen an Affen haben nachgewiesen, daß die Pechvögel auf der untersten Sprosse der sozialen Leiter einen niedrigeren Pegel an männlichen Hormonen haben als die Höherrangigen. Sie schneiden auch schlecht ab, wenn es zum Paarungsspiel kommt. Dagegen hat das höchstrangige Männchen, das buchstäblich in Testosteron schwimmt, freie Auswahl unter den Weibchen und muß sich selten einer schwachen Erektion schämen. Gleiches wurde in weiblichen Hierarchien beobachtet, bei denen die Zyklen um so unregelmäßiger und die Fruchtbarkeitsprobleme entsprechend größer sind, je niedriger das Tier in der Hackordnung rangiert.

Solche Untersuchungen sind an Menschen nie durchgeführt worden, zum Teil weil es wenige Situationen gibt, in denen eine derartig stabile Männerhierarchie vorhanden ist. Interessant für eine Untersuchung wäre vielleicht die Hierarchie in Konzernetagen, wo die Hackordnung nach dem Vorstandsvorsitzenden meist präzise festgelegt ist und die ständige Angst um den Job auf den unteren Rängen zum Alltag gehört. In Eheberatungsbüchern steht, bei einer stabilen Beziehung sei es eines der ersten Symptome für Probleme bei der Arbeit, wenn Mann oder Frau die Lust zum Sex verlieren – das erste Zeichen, daß unser primitiver Reflex einsetzt?

Interessanterweise können die Reaktionen auf Streß völlig verschieden ausfallen, je nachdem, auf welcher Sprosse der sozialen Leiter unser Affe sitzt. Während die ganz unten als Reaktion ihre Geschlechtsorgane abschalten, scheinen die da oben vom Streß sogar aufzublühen und erhöhen ihren Pegel an männlichem Hormon sogar noch. Eine Analogie wurde für Menschen vom Typ A und vom Typ B in der menschlichen Gesellschaft aufgestellt. Der aggressive, konkurrenzbewußte Mann vom Typ A reagiert positiv auf psychischen Streß, während der mehr auf Ausgleich bedachte und emotional stabilere Typ B bei Streß seinen Pegel an männlichem Geschlechtshormon herunterfährt. Solche Analogien sind aufschlußreich, bisher aber kaum durch Fakten untermauert.

Wenn der Streß sich über den Kopf auf unsere Fortpflanzungsvorgänge auswirken kann, ist leicht zu verstehen, warum manche Gynäkologen meinen, die Empfängnisprobleme mancher Paare könnten mit Streß zusammenhängen. Noch vor fünfzehn Jahren glaubten Ärzte, Unfruchtbarkeit werde in vierzig Prozent aller Fälle durch emotionale Faktoren verursacht. Heute weiß man, daß diese Zahl eher bei fünf Prozent liegt. Andererseits herrscht allgemeine Übereinstimmung, daß emotionale Konflikte und Verzweiflungsgefühle bei geringer Fruchtbarkeit von Mann oder Frau die Sache zusätzlich verschlimmern können – die Chancen für eine Empfängnis werden noch weiter reduziert. In mehreren Untersuchungen wurde nachgewiesen, daß Paare, die sich schließlich mit ihrer Unfruchtbarkeit abfanden und ein Kind adoptierten, offenbar streßfrei und kurze Zeit später guter Hoffnung wurden.

Betrachten wir schließlich einen noch unheilvolleren Aspekt dieser Beziehung zwischen Streß und Sexualität. Seit einiger Zeit ist bekannt, daß der Körper des Kindes zu einem ganz bestimmten Zeitpunkt während der Schwangerschaft auf die männliche oder die weibliche Geschlechterrolle geprägt wird – ohne diese Phase können wir als Erwachsene kein normales männliches oder weibliches Sexualverhalten zeigen. Beim männlichen Fötus erhöht sich zu diesem präzisen Zeitpunkt schlagartig die Testosteronmenge. In Tierstudien wurde nachgewiesen, daß Streß für die Mutter in dieser Zeit die Zunahme des männlichen Hormons verhindern kann, mit recht drastischen Folgen. Die Nachkommen zeigen abnormes Sexualverhalten, manche können oder wollen den Akt nicht vollziehen, und viele führen später ein chaotisches Sexualleben. Entsprechende Untersuchungen an Menschen wurden bisher nicht angestellt, doch liegt auf der Hand, welche Folgerungen den Tierstudien zu entnehmen sind, besonders wenn wir überlegen, welchem Streßniveau eine schwangere Frau in der modernen Gesellschaft ausgesetzt werden kann.

19. Die Vasektomie –
ein kleiner Schnitt zur Verhütung

Die meisten Männer sind mit zwei Fabriken zwischen ihren Beinen gesegnet, die Tag und Nacht Millionen Miniaturausgaben von ihnen selbst ausstoßen, alle eifrig darauf aus, sich mit einem Ei zu vereinigen. Der einzige Weg von diesen pulsenden Fließbändern in die Außenwelt sind zwei muskulöse kleine Schläuche, als *vas deferens* oder Samenleiter bekannt. Etwa 35 Zentimeter lang, mit einer lichten Weite von einem halben Millimeter, verlaufen sie windungsreich von der Quelle aufwärts und wieder zurück unter die Blase, wo sie in die Prostata münden. Selbst mit durchtrennten Nerven sind diese Samenleiter in ständiger Bewegung; sogar vierundzwanzig Stunden nach dem Tod können die Samenleiter noch zucken – ein ernüchternder Gedanke! Bei einer Ejakulation lösen Nervenimpulse wellenförmige Kontraktionen aus, die kleine Spermapakete auf den Weg zu ihrem fernen Bestimmungsort bringen. Wenn diese Leiter durch etwas zusammengedrückt oder verstopft werden, ist das Ergebnis Unfruchtbarkeit. Manche Männer werden ohne Samenleiter oder mit unterbrochenen geboren. Andere leiden an Verklebung der Samenleiter infolge Entzündungen. Und jedes Jahr lassen sich Tausende von Männern überall auf der Welt diese Samenleiter vom Skalpell des Chirurgen durchtrennen.

Bevor die Vasektomie in Mode kam, konnte ein Mann zur Bevölkerungskontrolle nur beitragen, indem er ein Kondom überstreifte oder enthaltsam lebte. Das Kondom wurde zum Symbol, daß der Mann die Initiative hatte. Doch dann kam die Pille, und zum ersten Mal in der Geschichte der Sexualität wurden die Frauen initiativ. In der ersten Zeit kämpften die Männer schwer, ihren Vorteil nicht zu verlieren – indem sie Gerüchte verbreiteten, die Pille sei Gift, sie führe zu Geisteskrankheit oder lasse Frauen Haare auf der Brust wachsen – aber umsonst. Zum Herrn und Gebieter im Bett konnte man nur wieder werden, wenn man sich unters Messer begab und eine Sterilisation oder besser gesagt Vasektomie machen ließ. Jetzt hieß es plötzlich «Vertrauen gegen Vertrauen». Der Mann auf der Pirsch mußte seine potentiellen Eroberungen nur noch überzeugen, daß er wirklich «sicher» war.

Bei verheirateten Paaren war das anders. Eine Frau konnte jetzt damit prahlen, ihr Mann habe gezeigt, daß er seine Verantwortung für die Empfängnisverhütung ernst nehme – indem er nur für sie ein paar Zentimeter seiner Anatomie geopfert habe. Beklagenswert ist heute, daß dieses ritterliche Verhalten angesichts verbesserter Pillen und vereinfachter Sterilisationsmethoden für Frauen denselben Weg geht wie die Dinosaurier, zumindest in gewissen Ländern.

Die Geschichte der Vasektomie

Wann gab es erstmals Vasektomien? Mit Sicherheit nicht vor der Erfindung von Betäubungsmitteln. Es dauerte bis in die ersten Jahre unseres Jahrhunderts. Die ersten Vasektomien wurden allerdings nicht zur Eindämmung der Ausbreitung der Menschheit, sondern zur Verhinderung von Infektionen vorgenommen. Chirurgen, die an den Geschlechtsdrüsen von Männern operiert hatten, mußten häufig tatenlos zusehen, wie Entzündungen, die sie mit ihrem nicht gerade sterilen Skalpell verursacht hatten, über die Samenleiter bis zu den Hoden wanderten, ganz als hätten sie Feuer an eine dünne Lunte gelegt und müßten nun warten, bis das Pulverfaß hochging. Mit einem Geniestreich schnitten sie die Samenleiter durch, um die Infektion zu stoppen.

In den zwanziger und dreißiger Jahren erkannte und förderte immer noch niemand die Vasektomie als Möglichkeit der Empfängnisverhütung. Statt dessen wurde die Operation von ein paar exzentrischen Gelehrten als Jungbrunnen zur

Heilung von Impotenz und Beseitigung von Alterssenilität, empfohlen. Die Idee war, die Geschlechtskraft zu erhalten und zu steigern, indem man das unentwegte Aussickern wertvoller Säfte aus den Hoden unterband. Mit Sicherheit hatte die Operation für eine große Zahl älterer Herren eine gewisse Attraktion. Wenig später, als Antibiotika und örtliche Betäubung allmählich auf den Plan traten, klopften Männer bei Chirurgen an, um sich mit dieser Operation sterilisieren zu lassen. Positive Nebenwirkungen auf die Potenz wurden vermutlich mit einem Lächeln hingenommen.

In den dreißiger Jahren erhob das Gespenst der Zwangssterilisation sein Schreckenshaupt. Plötzlich wurden Männer vor die Wahl gestellt – entweder Hoden ab oder Samenleiterdurchtrennung! In Deutschland wurden allein 1933 achtundzwanzigtausend Juden «aus Gründen der Rassehygiene» solchen Eingriffen unterworfen. Gottlob haben die meisten europäischen Länder heutzutage Gesetze, die diese Art Zwangssterilisation verbieten. Einige Jahre nach dem Krieg verbreitete sich die Operation über den ganzen Globus. Damals wurde heftig über die Bevölkerungsexplosion debattiert, und düstere Prognosen für die Zukunft wurden gestellt.

Indien als ein Land der dritten Welt reagierte übertrieben. Zuerst mit Bestechung – jeder Mann, der sich die Samenleiter durchtrennen ließ, bekam ein Transistorradio geschenkt. Später wurde die indische Regierung ungeduldiger und beschloß, auf Radios zu verzichten und unfeinere Methoden der Überzeugungsarbeit einzusetzen. In Marahashtra wurde 1976 gefordert, Männer mit mehr als zwei Kindern, die die Operation verweigerten, zwei Jahre lang einzusperren. 1976 meldete die indische Regierung stolz, sieben Millionen Vasektomien seien ausgeführt worden, und erntete dafür großen internationalen Applaus. Doch die Leute auf der Straße bekamen es allmählich satt, vor den Greiftrupps der Sterilisateure wegrennen zu müssen, und Frau Indira Gandhis Kongreßpartei erlebte in der nächsten allgemeinen Wahl eine katastrophale Niederlage an den Urnen. Andernorts auf der Welt wischten

Männer in den fünfziger und sechziger Jahren die primitiven Gedankengänge und Tabus im Zusammenhang mit Operationen an ihrer kostbaren Geschlechtsausstattung beiseite und ließen sich allmählich auf die Vasektomie als attraktive Methode dauerhafter Empfängnisverhütung ein.

Trennen, verschmoren oder abbinden?

Die Operation selbst ist sehr einfach. Man kann die Samenleiter ertasten, die als zwei dickere Stränge aus dem Hodensack hinausführen. Örtliche Betäubung, ein kleiner Schnitt und ein paar Knoten hier und dort, und schon ist man ein 100 Prozent steriler Mann. In China ist das Verfahren noch mehr vereinfacht worden, mit der sogenannten unblutigen Vasektomie – bei der alles durch ein einziges Loch von weniger als einem Zentimeter Durchmesser erledigt wird.

Um sicherzugehen, entfernt der Chirurg bei der Vasektomie etwa einen Zentimeter von beiden Samenleitern und drückt die Stückchen auf einem gläsernen Objektträger seines Mikroskops aus. Der Chirurg will unter dem Mikroskop Spermien sehen (kein Blut, weil er sonst nur ein Blutgefäß durchtrennt hat), um sicher zu sein, daß er wirklich einen Samenleiter durchtrennt hat. Das schützt ihn vor den Nachstellungen von Rechtsanwälten, deren Mandanten (seine Patienten) ein Kind bekommen haben. Wenn der Patient trotz Operation Vater wird, dann nicht unbedingt, weil der Doktor geschlampt und nur eine Ader abgebunden hat. Es ist ein größeres Problem, daß diese Samenleiter bisweilen die unglaubliche Fähigkeit haben, zusammenzuwachsen, obwohl ein Zwischenstück herausgenommen worden ist! Daher werden die offenen Enden häufig umgebogen, um dem vorzubeugen. Verstopfen, Abbinden, Quetschen, mit Metallklammern verschließen oder sogar Verschmoren der offenen Enden nach dem Schneiden sind keine Garantie, daß die Samenleiter nicht ein paar Monate später wieder durchgängig werden.

Dabei muß der Arzt auch immer die Möglichkeit berücksichtigen, daß der Patient es sich vielleicht in ein paar Jahren anders überlegt und die Sache rückgängig machen will.

Nebenwirkungen der Vasektomie

Bei den meisten Männern betreffen die großen Fragen über die Vasektomie die Nebenwirkungen: Werde ich impotent, und schrumpfen mein Penis oder meine Hoden? Die gute Nachricht ist, daß die Potenz nicht beeinträchtigt wird – wenn der Mann von vornherein gut motiviert war und vor der Operation keine nervösen Probleme oder Zweifel an seiner Männlichkeit hatte. Die Hoden schrumpfen auch nicht und fallen auch nicht ab. Sie produzieren nämlich offenbar voll weiter, als sei überhaupt nichts passiert. Natürlich schwellen die Spermienbehälter in den Nebenhoden stark an, doch scheinen kleine Heere von Freßzellen mobilisiert zu werden, um die vielen Spermien zu beseitigen, die während des Wartens auf eine nie mehr stattfindende Reise dahingegangen sind. Die Menge der Samenflüssigkeit ändert sich nicht, weil schon unter normalen Bedingungen nur ein verschwindender Anteil des Ejakulats von den Hoden kommt. Und schließlich noch die Aussage, auf die alle schon warten: Nein, auch der Penis schrumpft nach einer Vasektomie nicht.

Eine mögliche Nebenwirkung, die mit dem Arzt zusammen überlegt und erörtert werden sollte, bevor man sich einer Vasektomie unterzieht, betrifft Antikörper und das Immunsystem. Seit einiger Zeit ist bekannt, daß sieben bis zehn Tage nach einer Vasektomie bei etwa elf Prozent der operierten Männer Antikörper gegen ihre eigenen Spermien im Blut aufzutauchen beginnen. Wie bereits erörtert, sind die Spermien normalen Körperzellen so unähnlich, daß das Immunsystem sie angreift, wenn ihm dazu die Möglichkeit gegeben wird, und Antikörper bildet. Normalerweise passiert dies nicht, weil die Spermien und diese Angriffseinheiten durch eine Barriere voneinander getrennt sind. Nach einer Vasektomie wird diese Barriere offenbar durchlässig. Da die Antikörper, die ein Zusammenklumpen der Spermien bewirken, viele Jahre im Körper wirksam sein können, kann sich ein Problem ergeben, wenn ein unfruchtbar gemachter Mann beschließt, wieder Kinder zu wollen. Selbst wenn die Samenleiter wieder verbunden werden können, sind die Spermien, die nach draußen gelangen oft derart mit einer klebrigen Masse von Antikörpern überzogen, daß sie das Ei nicht erreichen können und auf diese Weise Unfruchtbarkeit verursachen.

Das Entknoten

Von Scheidungen war in den fünfziger Jahren nicht viel die Rede. Wenn sich ein Mann die Samenleiter abbinden ließ, war das normalerweise fürs Leben. Aber gerade als die Chirurgen endlich den Trick heraus hatten, wie man die Enden voneinander getrennt hielt, begannen die Männer es sich anders zu überlegen und wollten sie wieder zusammengefügt haben. Und in dem Maße, wie die Scheidungsquote zunahm und Männer neue Partnerinnen fanden, stieg auch die Nachfrage nach Rückgängigmachen der Operation. Das brachte die Ärzte in die Klemme. Es war viel leichter, die Samenleiter zu durchtrennen, als sie wieder zu verbinden. Forscher begannen davon zu sprechen, kleine Hähne in die Samenleiter einzupflanzen, die mit einem einfachen Eingriff auf- und zugedreht werden konnten. Auf dem Papier sah das auch ganz gut aus. Heute hängt eine erfolgreiche Umkehrung der Operation davon ab, ob der Chirurg mit Messer und Gabel vorgeht oder ein Mikroskop verwendet. Mit der richtigen Technik, zu der auch Mikrochirurgie gehört, können sich manche Chirurgen mit einer Quote von 60 bis 80 Prozent Schwangerschaften nach ihrem Eingriff brüsten.
Die Vasektomie ist heute immer noch die einfachste, wirk-

samste und harmloseste Möglichkeit, einen Mann mit einer vernünftigen Chance zur Umkehr unfruchtbar zu machen. Vielleicht ist es Zeit für den modernen Mann, die Zähne zusammenzubeißen und zumindest einen Teil der Sorge um Empfängnisverhütung auf sich zu nehmen, die so lange nur auf den Schultern seiner Partnerin gelegen hat.

Was ist mit der Pille für den Mann?

Seit den sechziger Jahren wächst der Druck auf die Wissenschaft, eine wirksame Form von Empfängnisverhütung für den Mann zu entwickeln. Der aufkommende Feminismus hat diesen Druck sicher noch gesteigert, aber die Ergebnisse sind enttäuschend und eignen sich kaum zur Beschwichtigung. Leider sind die Fortpflanzungsprozesse beim Mann nämlich komplizierter als bei der Frau. Wir müssen nicht nur den Eisprung eines einzigen Eies verhindern, sondern die Freisetzung von zweihundert Millionen Spermien, und wenn nur eines durchkommt, kann das schon für eine Schwangerschaft reichen. Außerdem ist das Hormon, das für den Sexualtrieb und die Erektion des Mannes zuständig ist, genau dasselbe, das auch die Produktion der Spermien steuert. Manipulationen an diesem Hormon wirken sich mit Gewißheit auch auf das sexuelle Verlangen und das Geschlechtsleben des Mannes aus.

Wie ist der menschliche Einfallsreichtum bisher mit dem Problem umgegangen? Viele hormonelle Verhütungsmittel sind in den letzten zwanzig Jahren ausprobiert worden, aber keines hat zu einem Durchbruch geführt. Mit der Feststellung, daß das männliche Geschlechtshormon die Spermaproduktion hemmen kann, genau wie die weiblichen Geschlechtshormone Progesteron und Östrogen den Eisprung verhindern können, sprachen sich manche Autoren für eine Testosteron-Tablette aus. Große Mengen von Testosteron im Blut hemmen die Freisetzung des luteinisierenden Hormons

(LH), das die Leydig-Zwischenzellen in den Hoden abschaltet. Durch dieses an Ort und Stelle produzierte Testosteron wird nämlich die Spermaproduktion angeregt. In den ersten Versuchsstadien mußte es in die Hoden injiziert werden, was auch den tapfersten Mann zurückzucken lassen würde. Heute gibt es Testosterontabletten, die sehr zuverlässig funktionieren, wenn der Mann nicht vergißt, sie regelmäßig einzunehmen. Sportler, die die synthetische Form des Testosterons in Form von Anabolika einnehmen, sind wegen deren Auswirkungen auf das LH in der Mehrzahl der Fälle zeugungsunfähig. Aber es ist auch von möglichen Zusammenhängen mit Arteriosklerose die Rede. Allerdings winken neuerdings bessere Testosterontabletten am Horizont, mit Dosierungen, die den Cholesterinspiegel oder die Gerinnungsfaktoren im Blut nicht zu beeinflussen scheinen.

Auch andere Hormone wurden ausprobiert, darunter auch weibliche, doch die kühnen Freiwilligen klagten über Nachtschweiß, Brustentwicklung und Impotenz. Vielleicht ist die Skepsis, mit der Männer Nachrichten in der Presse über eine weitere revolutionäre Pille für den Mann zur Kenntnis nehmen, durchaus verständlich. Bei einer interessanten Möglichkeit, die vor etwa zehn Jahren erörtert wurde, ging es um den Einsatz eines natürlich vorkommenden Hirnhormons. Von diesem kleinen Molekül wurde festgestellt, daß es die Funktion der Hoden abschaltet und mit einem Nasenspray angewendet werden kann. Vermutlich hätte dies seine Verwendung auf Männer ohne Schnupfen und Heuschnupfen eingeschränkt. Weil die Testosteronproduktion ebenfalls zum Stillstand kam, wären die Männer rasch impotent geworden, und daher mußte der Spray in Verbindung mit der Testosterontablette benutzt werden, mit allen Problemen, die daran hingen.

Eine Form der oralen Verhütung, die Ende der achtziger Jahre die Aufmerksamkeit der Wissenschaftler und der Massenblätter auf sich zog, ist mit einer chemischen Verbindung möglich, die aus Baumwollsamenöl isoliert werden konnte.

Es wurden fast keine Nebenwirkungen, vollständige Um-
kehrbarkeit und extrem hohe Wirksamkeit beschrieben, und
dies ohne Beeinträchtigung des sexuellen Verlangens oder
der Fähigkeit zur Erektion. Entdeckt wurde der Effekt in
einer Region in China, wo Männer über Sterilität klagten,
nachdem ihre Nahrung in dem Öl gesotten worden war. Die
Wissenschaftler isolierten alsbald den wirksamen Bestandteil, und Versuche an Tausenden chinesischer Männer waren
damals äußerst ermutigend. Heute lassen Ergebnisse westli-
cher Wissenschaftler auf eine inakzeptable Menge an Zellgif-
ten für normale Körperzellen schließen, so daß eine Veränderung der Molekülstruktur erforderlich scheint. Ob dies die
langerwartete Pille für den Mann werden wird, kann nur die
Zeit erweisen.

Literaturhinweise

Alberoni, Francesco: *Erotik. Weibliche Erotik, männliche Erotik – was ist das?*, München (Fiper) 1991.

Frings, Matthias: *Liebesdinge. Bemerkungen zur männlichen Sexualität*, Reinbek (Rowohlt) 1984.

Hartman, William/Fithian, Marilyn: *Jeder Mann kann. Die Erfüllung männlicher Sexualität*, Berlin (Ullstein) 1991.

Hite, Shere: *Hite Report. Das sexuelle Erleben des Mannes*, Bindlach (Gondrom) 1990.

Kaplan, Leon: *Ein Mann bleibt ein Mann. Lösungen für sexuelle Probleme*, Genf (Ariston) 1989.

Karatepe, Haydar/Stahl, Christian (Hrsg.): *Männersexualität*, Reinbek (Rowohlt) 1993.

Kockott, Götz: *Männliche Sexualität. Funktionsstörungen. Erkennen – Beraten – Behandeln*, Stuttgart (Hippokrates) 1988.

Masters, William/Johnson, Virginia: *Liebe und Sexualität*, Berlin (Ullstein) 1990.

Meulenbelt, Anja: *Für uns selbst. Körper und Sexualität aus der Sicht von Frauen*, Berlin (Ullstein) 1989.

Nitschke, Bernd: *Sexualität und Männlichkeit. Zwischen Symbiosewunsch und Gewalt*, Reinbek (Rowohlt) 1988.

Pfennig, Jörn: *Abschied von der Männlichkeit*, München (Schneekluth) 1991.

Sigusch, Volkmar: *Vom Trieb und von der Liebe*, Frankfurt a. M. (Campus) 1984.

Sottong, Ursula/Conrad, Jean P./Schulze-Hobeling, Hubert (Hrsg.): *Der natürliche Weg. Liebe zwischen den Zeiten – Frauen und Männer im Spannungsfeld von Sexualität und Fruchtbarkeit*, München (Ehrenwirth) 1991.

Swanson, Janice M./Forrest, Katherine (Hrsg.): *Die Sexualität des Mannes,* Köln (Deutscher Ärzte-Verlag) 1987.

Unser Körper – unser Leben von The Boston Women's Health Book Collective, Reinbek (Rowohlt) 1988.

Vanscheidt, Eva u. Wolfgang: *Männliche Sexualität. Fruchtbarkeit und Potenz,* Basel (Birkhäuser) 1989.

Zilbergeld, Bernie: *Männliche Sexualität. Was (nicht) alle schon immer über Männer wußten,* Tübingen (Forum für Verhaltenstherapie und psychosoziale Praxis) 1987.

Index